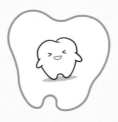

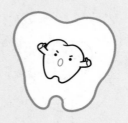

护牙看牙宝典：
让一口好牙 陪你到老

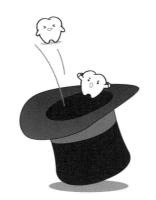

徐勇刚 主编

副主编　杨　旋

编　委（排名不分先后）

连　珊　广州莲之花口腔

胡　祥　深圳友睦口腔

张　林　遵义铂菲口腔

穆锦全　南京禾美口腔

谈　龙　杭州青上口腔

周　磊　北京和睦家医院口腔科

冯瑞明　山西医科大学口腔医院

高　凯　波士顿 Summit Dental Care

人民卫生出版社
·北京·

图书在版编目（CIP）数据

护牙看牙宝典：让一口好牙陪你到老 / 徐勇刚主编
. 一北京：人民卫生出版社，2023.12
ISBN 978-7-117-35762-3

Ⅰ. ①护… Ⅱ. ①徐… Ⅲ. ①口腔疾病 – 防治 Ⅳ.
①R78

中国国家版本馆 CIP 数据核字（2024）第 009433 号

护牙看牙宝典：让一口好牙陪你到老
Hu Ya Kan Ya Baodian: Rang Yikou Haoya Pei Ni dao Lao

主　　编	徐勇刚
出版发行	人民卫生出版社（中继线 010-59780011）
地　　址	北京市朝阳区潘家园南里 19 号
邮　　编	100021
E - mail	pmph @ pmph.com
购书热线	010-59787592　010-59787584　010-65264830
印　　刷	人卫印务（北京）有限公司
经　　销	新华书店
开　　本	710×1000　1/16　　印张:18
字　　数	209 千字
版　　次	2023 年 12 月第 1 版
印　　次	2024 年 3 月第 1 次印刷
标准书号	ISBN 978-7-117-35762-3
定　　价	78.00 元

打击盗版举报电话　010-59787491	E - mail	WQ @ pmph.com
质量问题联系电话　010-59787234	E - mail	zhiliang @ pmph.com
数字融合服务电话　4001118166	E - mail	zengzhi @ pmph.com

序

　　徐勇刚先生是我们武汉大学口腔专业九三级校友，他在我院读书时我们虽认识，但和他熟悉起来，还是他毕业以后，他热心于口腔医学科普，经常发表文章，我则追文阅读，并常常产生共鸣！

　　勇刚先生名如其人，方脸、剑眉，两眼炯炯有神，五官轮廓分明。

　　勇刚先生文如其人，在勇刚数以百计的科普文章中，大多普及口腔及相关的健康知识，讲述人体健康的奥秘和诀窍，纠正一些习惯误区，推广健康生活方式。同时，他的部分文章也具有时代性、正能量感，或针砭误导民众和消费者的错误宣传，或揭示不良生活习惯所带来的巨大健康伤害，或旗帜鲜明地抨击伤医辱医的违法行为，字里行间透露出对医患关系的呵护。

　　勇刚先生对社会的责任和担当，不仅仅付诸笔尖，在 2020 年初春，新冠疫情肆虐湖北最紧张的时刻，勇刚先生告别妻儿，逆行赴难，进入新冠隔离病房，帮助患者和死亡搏斗，在值班的繁忙空隙间撰写了数篇抗疫日记。他留下的文字，传递出的信息也深深地打动了很多人。

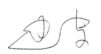

武汉大学口腔医学院院长　边专

2021 年 10 月 21 日

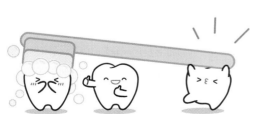

前言

在三甲医院口腔科工作二十余年，我有一种深刻而揪心的体会，就是很多患者对于口腔健康知识的了解极度匮乏——既不知道什么是牙结石，也不知道日常护牙应该用含氟牙膏，更不知道牙髓炎的剧痛吃消炎药没用，需要做根管治疗。在大家的认知里，牙病问题一直与"虫牙""上火""消炎"等概念相关联。

另一个深刻体会就是，人们患牙病以后，非常容易轻视乃至重度拖延，使得就诊时治疗方案变得更加烦琐，费用更加高昂，耗时周期更长。牙病拖延导致太多太多的深刻教训，令那些本身经济状况不好的患者雪上加霜，这种现象时常发生：牙周炎本来可以早期序列治疗，却一拖再拖直到看牙时已到晚期，最终面临"一望无牙"；根管治疗后如果做冠或嵌体修复一般可以长期使用，却拖到牙裂开无法使用才去就诊；有些特殊的牙齿畸形本应更早进行矫正，却错过了最佳年龄，不仅导致后来的治疗更加麻烦，也达不到更完美的效果；牙种植本可以在牙床条件很好的情况下进行，却拖几年致牙槽骨萎缩、对颌牙伸长，导致种植方案复杂化。

为什么牙病特别容易被拖延，而眼、耳、鼻等疾病相对而言就不会呢？原因可能是眼、耳、鼻只有一双或一个，金贵，坏了甚至会残疾；而牙齿有二三十颗，坏一两颗似乎无关紧要，哪怕全坏了拔光了还可以做假牙。也许正是这样的思维意识，导致临床自觉看诊的无症状龋病者相对少见，而较多见的是因疼痛或者瘘管就诊的深龋、急慢性牙髓炎，甚至拖成残冠残根来拔牙的。患者一旦需要根管治疗＋烤瓷冠修复，就陷入了经济支出的纠结；一旦需要拔牙，就陷入了镶牙方案选择的恶性循环中：活动义齿不舒服，烤瓷桥损伤邻牙，种植牙太贵，缺牙不镶更不行。

由于牙齿的尴尬地位和牙病的进展特点，大多数人只有经历了牙科治疗的惨痛教训以后，才能觉悟到牙齿的宝贵以及预防的重要性。因此，对口腔科普无比认同的人，多半是那些就诊过严重牙病的患者。

四年前我开始在微博上做口腔深度科普，用一些临床常见的典型病例提醒大家注重牙病预防，很多文章都获得了几百万、上千万次的阅读量，并得到了多个平台的全文推送。在微博上，我不断收到读者们的私信，顶峰时期一天有上万条，根本看不过来。这些信息中，大量的内容是牙病患者们的哭诉，蛀牙发展成瘘管的，根管治疗后没做冠而裂开的，智齿顶坏邻牙"拔一送一"的，全口牙被"美容冠"毁损的，年轻恒牙被可乐甜食毁损的。这些哭诉者，绝大多数是年轻人，很多是大学生，私信中流露出深深的悔恨，以及后期治疗中经济上的不堪重负。

我越来越深地体会到牙病预防的重要性和紧迫性，据我了解，在国内，懂"巴氏刷牙法"的人还是很少，日常使用牙线的人更是少得可怜，与欧美日发达国家不可同语，这是全民健康素养与牙病科普的双重欠缺造成的。近年来，健康中国的方针调整到以疾病预防为主、知识科普先行。疾病预防的地位得到不断提升，越来越多的现实告诉我们，如果一直重治疗、轻预防，医疗将处于"医生累、患者穷、家属忙"的循环中不能自拔！

　　顺应时代的需求，我开始立足于网络牙病科普，不断进行专业知识输出，帮到了大量的牙病患者。然而，还有很多人不具备在网络上获取知识资讯的能力，而这些人往往是牙齿疾病与牙源性重症高发的群体。为了帮助更多人了解牙病，我把二十余年口腔大夫的临床体会进行总结，综合分析各常见病种的发病规律与诊疗特色，力求涵盖牙病的方方面面，一起写入本书中。

　　本书在撰写初稿后，经由武汉大学口腔医院赵吉宏教授、广州莲之花口腔黄建生教授、四川大学华西口腔医院李宇教授、武汉大学口腔医院夏大弘教授、华中科技大学同济医学院附属同济医院李明教授、北京和睦家医院董潇潇教授、湖北省人民医院王孜博士、武汉三叶儿童口腔孙燕博士等专家们倾情指导，结合编委们提供的诸多经典病例，汲取多方宝贵的专业意见，进行严谨细致的修改后最终定稿出版，在此一并向各位专家及编委老师表示诚挚的感谢。

徐勇刚

2023 年 9 月 20 日

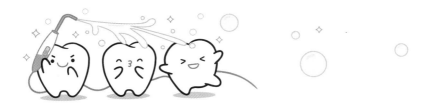

目录

第 3 章　蛀牙及预防　　028

第 4 章　牙龈出血、牙周炎　　　060

第5章 根管治疗

第 6 章　楔状缺损、牙敏感、牙隐裂　　　105

第7章 拔牙   118

第8章 智齿

第 9 章　牙齿矫正　　　　　　　　　145

第 10 章　烤瓷牙　　　　　　　　　　162

第11章 种植牙

第 12 章 口臭   188

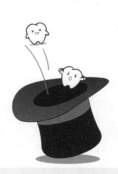

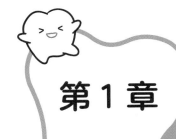

第1章 漫谈国内外口腔医疗环境与人群保健状态

★ 引言

造成国内外一般人群口腔健康差异的原因到底是什么？

📖 故事

四年前，大学同学聚会发照片，正逢同学群里讨论国内外口腔医疗的特色与差异，不禁感慨。

我们这帮同学，当年毕业之后，有不少人选择出国做牙医了，日本、美国、澳大利亚，真可谓"天南海北"，他们基本上都是去的发达国家。大家经常讨论和对比不同的国家、国情、生活，还有就是看牙，通过交流，我们对不同国家的看牙情况有了相对客观的印象。

曾经在微博分享了国外的老同学们的感慨，很多同学在夸国内现在建设得好。美国的同学说，波士顿的基础设施比武汉差得太多；澳大利亚的同学说，手机信号跟国内没法比，好多地方连网络信号都没有。

把这些聊天记录分享在微博，本意是想展示一下这些同学对祖

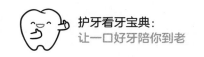
国这些年来建设的真实夸赞，结果有网友来反驳："国内那么好，他们为什么还要出国？"

我们这批人，九三年入学，九八年毕业。二十多年前的中国，与国外是差了很多的。但是，二十多年后的今天，中国，基础建设、经济发展早已取得了巨大的成功，过去与现在不可同日而语。

是国家在基建、网络、高铁等众多项目的鼎力支持与巨大投入才取得了令人瞩目的成就。我们作为中国人，该自信的还是要自信一点，该骄傲的还是要骄傲一点！

我的一个患者，2019年年初来找我看牙，她是在美国做教育研究的，几个月前在美国看到我在网络平台发表的关于烤瓷牙的科普文章后，坐了16个小时的飞机来到我的诊室，找我咨询牙病方案，只要了一个方案就走了，原因——信任。

后来我通过微信询问了她的近况，她说当时美国的牙医都不敢治她的牙，全口烤瓷牙出现了问题，准备专门回国治疗。她要完治疗方案之后，已经找医生做过治疗了，前后才两个星期，三月中旬来的，到三月底就回美国去了，现在牙齿没问题了。

说这个，不是想要展现我的医术有多高明（自然，传播科普知识、帮助海外的患者的确很有成就感），而是想让大家看到更多不同医疗体制之下的差异和优劣。

我们需要的不是故步自封，也不是望洋兴叹，而是共同努力，让国内的环境变得更好，让民众享受到更好的医疗待遇，让医患关系更加和谐。

科普

1. 为什么许多国外的老年人牙齿都又白又整齐？这是真牙，还是假牙

近些年，人们到国外的机会越来越多，在国外治疗牙齿的人也逐渐增多，但是普通的医疗保险不包含牙科高值项目，除非购买单独的高额商保。所以人们看牙不仅治疗费用高，还会有医生对你说："这样的牙已经不能治疗了。"经过反复治疗也无法复原，意味着与高额治疗费相对应的，是一个令人难以接受的结果。

那么，"美国人的牙齿很好吗？"大体范围上确实如此。例如，在我们这儿很普遍的大金牙或全口烤瓷牙桥，在美国很难看到。美国人的牙齿治疗痕迹较少，就算是老头儿、老太太，一张嘴，非常天然的牙齿整齐地排列着，确实让人十分惊奇。

关于牙齿，美国人会定期洗牙洁治，几乎整个社会有对牙齿早期预防优于晚期预防的意识，每年有定期的口腔检查，已经成为日常。无论牙齿有没有不舒服，定期看牙医是他们的生活计划中的一部分。

由于美国的保险制度是民营的，绝大部分企业会要求员工每年检查2次牙齿，避免拖延牙病导致后期昂贵的治疗费用，以此节省企业支出。

2. 据说国外看牙是天价，是真的吗

看牙烦、看牙贵，似乎已经成为人们的共识。不论是补牙、镶

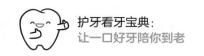
牙、正畸、种植牙，总是要反反复复地跑牙科，并且还要按照医生的预约时间来，再加上一长串看不懂的明细单和动不动就上千元的费用，着实让人头疼。看牙成本高，但纳入医保的部分却很有限，比例低、报销困难，并且价格偏高的口腔修复如正畸、种植等，并不属于医保范围，患者的自付比例很高。

国内的各种社交平台上出现了网友对"看牙贵"的埋怨。看牙真的很贵，但你知道吗？比起很多发达国家，在我们国内看牙并不算特别贵！

以美国为例，在美国牙科诊所洗一次牙的费用大约是 160 美元，拔一颗智齿的费用大约是 600 美元，根管治疗的费用为 1 500～2 000 美元，这还是在买了商业保险，保险公司有报销的情况下！

有人说不能跟他们比绝对值，要考虑国民收入与物价，这样比对的话我们这儿的牙科更贵。其实，并非如此，我们这儿有很多地方做根管治疗收费连 1 000 元人民币都不到，与收入相比，是比美国便宜的。之所以很多人感觉我们的牙科更贵，是因为大家的意识里觉得看牙不应该贵，觉得钻牙、补牙、拔牙都是很简单的手工活儿，不认为这是一种精细的牙科手术。同时也没有真正去了解国外的信息，在网上看到一些不实的报道，就人云亦云了。

国外的朋友和我吐槽，自己有颗牙坏了，在附近的牙科诊所只做个牙冠就要 1 500 美元。

那么，在美国看牙为什么这么贵呢？首先，培养一个合格的牙医比培养一个合格的内科医生或外科医生都要困难，培养周期长、成本高，看牙自然就特别贵。

美国的大学本科没有口腔医学专业，如果想成为牙医，学生要在本科学习生物、化学等相关理科专业，大学毕业后通过严格的考试，经选拔以后进入牙学院再学 4 年，从牙学院毕业的学生还要参加牙全科考试，考核通过后还只是牙全科医生。

如果你想成为专科牙医，比如专攻牙周专科、儿童牙科，或者正畸专科的医生，还得再参加 1 ~ 6 年的高阶培训与考核，才能成为咱们常说的"专家"，专科牙医比全科牙医的诊金要高得多。

但要通过考试，也是千军万马过独木桥，比如正畸专科年申请 1 万多人，只录取 300 多人。算下来，想要成为一名独立坐诊的牙医，从本科算起至少要经历 10 年的时间才行。

并且，因为学费实在太贵，几乎每个牙学院毕业的学生会背 15 万 ~ 30 万美金的债务（家里特别富有的除外）。不过这些付出都是值得的，毕竟这种学费贷款几乎就和白借钱给你一样，毕业以后顺利的话几年的工资也就赚回来了。

当然，我们国家的口腔医生门槛儿也很高。武汉大学、北京大学、四川大学（华西医学院）招生，口腔医学专业比其他专业分数线都要高出一截，科班出身的口腔医生起点本身就高，五年本科以后还得接受三年规培，也就是说，即使不读硕士、博士研究生，本科也得经过八年的历练后才能到临床成为医生。牙科学，在全世界都会走上精英教育之路。

其次，在美国，治牙费用是不包括在社会保险范围内的，所以如果你需要牙齿保险，是要自己购买的。

为什么需要牙齿保险呢？有蛀牙或者拔智齿等需要看牙医了，没有保险的话，一趟牙科诊所之旅就能花掉你轻则几百美元、重则一两千美元。但如果有保险，便可以为你省 40% ~ 70% 的钱。

不过，有人算过账，可能在某些情况下不买保险更划算。如果

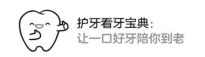
你因牙列不齐想正畸，或者因牙缺失想做种植牙，想通过买保险降低自费比例，保险公司也不是省油的灯，各种评估与测算后，可能保费高得惊人，而且即便买了保险，保险公司也只承担部分费用。所以在某些情况下不买保险，直接自费治疗甚至更划算。

除了牙齿需要治疗的情况，洗牙和牙齿检查也包含在保险内，而且这两项是保险全包含的。一般情况下，美国人每半年到一年会常规进行一次牙齿检查与洗牙，洗牙主要是通过超声波去除牙结石，检查包括拍 X 线片、蛀牙检查、牙周检查等。这样做好口腔预防工作以后，将在很大程度上避免牙齿的极度恶化。

3. 美国人都用电动牙刷、冲牙器且每年洗牙吗？他们为什么这么把牙齿当回事

美国人平均每年花在牙齿保健上的费用相当可观，可达到1 000 ～1 500 美元。从某种意义上讲，一口好牙就是用钱堆出来的。半年洗一次牙更是非常普遍和正常的。很多美国小孩从乳牙就开始呵护，定期看牙医检查牙齿，使得牙科拥有非常庞大的消费群体，也奠定了美国牙医的高收入和看牙的高开销。

在美国，牙齿甚至代表着社会阶层，可以说你一开口露出牙齿，就能暴露你的身份。牙列整齐、口气清新是社交礼仪的一部分，牙齿不好，相当于对他人的不尊重，是中下等阶层的标志。在美国，个人魅力和领导力是极有可能被一口黄牙、歪牙、坏牙毁掉的。

然而，如上所说的"美国人"并非全部群体，经济收入好的美国人，对牙齿的爱护有一种偏执，把看牙科当成一种生活习惯，以

确保牙齿整齐没毛病。而中下阶层的人民，没钱买保险，牙齿有了问题若囊中羞涩也只能强忍。

说回我们，目前虽然经济有了很大提升，但是很多人不论经济状况好坏，普遍欠缺主动检查牙齿的意识。不少人可能一年到头，甚至几年，都不会去看一次牙齿——除非在牙齿痛的情况下；许多人可能从未使用过牙线、从未洗过牙。

其实，无论哪颗牙齿，只要一坏掉，就是"伤筋动骨"的，而这些往往是"小洞不补，大洞吃苦"的后果。所以要想省钱，最好的办法就是改变观念，做好牙齿保健。这也是为什么在国外，电动牙刷、冲牙器的普及率高达 40%～50%，几乎成了家庭口腔护理的标配。

4. 不刷牙，也不会蛀牙？你知道，在中国有多少人坚持天天刷牙

《第四次全国口腔健康流行病学调查报告》，记录了 2015—2017 年间全国口腔流行病学的一系列调查结果，对除香港、澳门和台湾地区以外的我国全部 31 个省市自治区的 3～5 岁、12～15 岁、35～44 岁、55～64 岁和 65～74 岁抽样人群，进行口腔健康状况检查和口腔健康问卷调查。

看完那份报告，大家可能会倒吸一口凉气……为什么我说很多人躲不过看牙医、花大钱的"宿命"？这份调查报告里展现的事实，足以证明一切！

就拿刷牙来说，在大家看来，一天刷两次牙，是最基本的护牙方式，对不对？

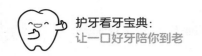
然而，在我国，35 ~ 44 岁年龄组，每天刷牙次数 ≥ 2 次的人，居然只占整体的 47.8%！

是不是很惊讶？而且 35 ~ 44 岁这个年龄段的刷牙率，已经是所有年龄分组里最高的了，即使这样，竟然还不到总体的一半！更何况，这 47.8% 的人里，又有多少人懂得正确的刷牙方法？看看高达 89% 的患龋率，你就懂了。

阅读这本书的各位，应该都是想要了解口腔健康知识，想让自己牙齿不生病、让牙齿完好地陪自己到老的人。不得不说，你们是非常幸运的。因为你们有这个意识，就已经走在了很多人的前面。所以，请每一位读者，看完本书后成为家庭的口腔健康宣传员、牙齿健康保护员，把主动预防的意识传递给家人、传递给朋友。

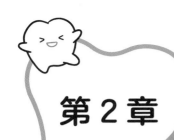

第 2 章 看牙的那些事儿

★ 引言

　　我在网络平台上常年收到各种私信，好多人都不愿意去看牙，我总结了一下，无非五点原因。

1. 恐惧，怕痛。
2. 费用太高。
3. 嫌麻烦。
4. 不重视。
5. 对牙科不放心（消毒、技术）。

　　其实，在这些点上纠结持续的时间越长，以后花费的金钱就会越来越多。

　　好多人对牙医持不信任的态度，认为牙科是暴利行业，看个牙怎么来来回回折腾那么多次？需要做各种检查和治疗，医生是不是想"坑钱"？是选择公立医院还是私人口腔诊所呢？怎么知道哪个牙医靠谱儿？每次看牙前都很紧张怎么办？

　　其实，医生也很为难，口腔疾病非常复杂，很多治疗不是一次就能完成的，单次治疗时间很长，患者还总是抱着怀疑的态度，对医生的建议将信将疑……

　　面对疾病，需要良好的医患关系，需要双方共同配合，以完成治疗。那么，看牙真的有很多猫腻吗？牙医是不是暴利职业？听闻的牙科的"潜规则"都是真的吗？

　　针对这些问题，让我来个大起底，一次性揭秘。

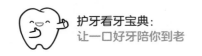
📖 故事

我在网络平台上常年做口腔健康科普，有很多人发私信给我。我发现，好多人牙齿有问题之后不想去医院，有的甚至想让我在线诊治，究其原因，总觉得看牙有很多猫腻。

很多人去看牙，会遇到这些情况：排队等了很久；看牙要拍片子；拔牙要预约；复诊要挂号；拆线要收费；牙齿一敲一钩就很痛，本来不痛让医生钩痛了；牙齿给钻破了一块；本来不痛的牙齿补完以后就痛了；治疗完了以后非常容易塞牙；根管治疗完让戴烤瓷冠；要转给其他医生看。

一些患者不相信医生，医生同样也很为难。在口腔科或牙科，因为医患沟通障碍而导致矛盾纠纷的案例时有发生。我所在的科室就曾发生过两例，虽然不是我的患者，最终都良好解决了，但带给我很多关于医患沟通的深刻反思。

想一想还是十几年前的事，那时候根管治疗以后做烤瓷冠修复正在逐渐成为一种常态，但不是必须做的。有一位患者根管治疗结束，医生直接给患牙充填好后，没有建议做烤瓷冠。两个月后，由于养护不当，患者的治疗牙牙体折裂，被迫拔除。当他听说还有烤瓷冠这一技术后，就来科室闹事，埋怨医生没有给他推荐烤瓷牙，应该负全部责任，要赔偿所有损失。这事持续了很长时间，最后不了了之。

自那以后，科室所有做完根管治疗的患者，都必须做烤瓷冠或嵌体修复，并且要在病历上记录已告知相关事项。然而却出现了意想不到的事。

有一位患者做完根管治疗，医生告诉他要做一个烤瓷冠保护，他一听，这么贵，就控诉医生涉嫌诱导消费："为什么刚开始不提，却在根管治疗完了再提烤瓷冠？"他认为这是一步一步诱导消费，侵犯了他的知情权。估计他已经忘记了治疗前牙齿痛得要死。他要求医生必须给他免费做烤瓷牙，并声称自己是一名律师，一定会去维权。

医生没有答应免费做烤瓷牙这个要求，他就在诊室里大吼大闹，引得好多医生过来围观，并告诉他烤瓷牙肯定是要收费的，"其实牙齿已经治疗完不痛了，你不做烤瓷冠也是可以的啊""我们是一个建议，并非诱导消费"。他说我们人多势众、以多欺少，并狠狠地用拳头捶破了玻璃，他的手出血了，然后，他还打电话报了警……在警察到来之前，他离开了。可能是担心我们会让他赔偿玻璃吧，之后就没下文了。

自从发生这件事以后，只要是做根管治疗的患者，我们都会在治疗之前交代关于烤瓷冠或嵌体的后续治疗费用问题。于是，就形成了这样一种尴尬的情景：

牙痛患者捂着半边牙帮子进诊室说："医生，我牙齿痛。"医生检查后告知："这个要钻牙治疗，治完了还要做冠保护，前后要来复诊四五次，需要两三千块钱。"平心而论，这种收费标准是很低的，但在不少患者眼里，却是高得令人发指的价格，"就治个牙痛要这么多钱？""能不能开点药先吃着看看？"医生如果负责任地告诉他们用药很难止痛，必须钻牙，很多患者会转身离开。许多公立医院一直处于人满为患的情况，这就决定了医生难以拥有细致沟通的时间，导致全方位的口腔科普在诊疗之前很难做到位。

而一些牙科诊所并不是这样，他们会有更多的时间与耐心去跟患者进行沟通、引导，详细讲解如果不做根管治疗，不利于后期转

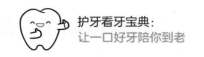
归，甚至会对整个咀嚼功能乃至生活质量产生负面影响。医生能够尽最大努力留住患者，尽量达成治疗，实现医患双方共赢的局面。

在过去相当长一段时间内，我都在思考怎样改变这种现状。于是我试着去做口腔科普。我认为，做口腔健康科普，有它的特殊性。比如科普阑尾炎，一般情况下，只需要讲它的病因、症状、手术治疗，顶多弄个手术视频就已经够老百姓消化吸收了。

而口腔健康科普则完全不同，各种牙痛的区别，牙齿修复方案的差异，远期效果的区别，选择牙医的学问，不同治疗收费的悬殊，公立与民营的诊疗模式对比，早治与晚治的疗效和费用差异，各牙病专科的特色，医患沟通中的小知识，等等，想要科普到位，真不是一件简单的事。

而且，在繁忙的工作之余，医生再去细致地做科普，会累得半死。如果讲得特别晦涩难懂，读者会读得累个半死，且有可能读完了也没有整明白。

我想，我的后半生就全力做这个事，为行业内的医生，为广大的人民群众，嫁接起来口腔健康的桥梁。同时，我也争取把大众的疑惑一点一点讲明白，让医患关系更加和谐。

我认为，由于医疗信息的不对称，医患沟通的时间有限，患者想要对牙病有非常深刻的理性认知，只能靠科普知识进行灌输学习。除此之外，患者还要对这一行业有一定了解，并能够更多地知悉一些行业常见规则，这样，患者才能不至于因自己的过度猜疑和防范，在医患沟通中落入尴尬的境地而不自知。

科普

1. 看个牙动不动几百上千，看牙为什么这么贵

　　先从我作为牙医的个人经历谈起吧。二十多年前我刚实习时，社会上似乎并没有关于"看牙贵"的整体印象。但是，在那个年代，我国的口腔医疗是一个什么样的状况呢？我大学实习是在中国四大口腔院系之一的"武汉大学口腔医学院"，那时候"根管治疗"才刚刚普及，还有少数医疗机构在用"塑化"治疗，短期效果是可以的，但长期效果则不太好。而且根管治疗后就常规用银汞合金补上，烤瓷冠修复并不多见。

　　那时缺牙修复首选活动义齿，烤瓷牙很少，种植牙则更少，种植体以第一代国产"CDIC"系统为主，便宜、骨结合效果欠佳、长期效果不稳定。当然，种植牙患者的数量相当少，没有这方面的宣传，种植牙也不是缺牙的首选。那时候的口腔医生没有 CT 三维重建技术辅助，全凭经验种植，失败率比现在高。正畸则全是钢丝托槽，没有隐形矫正，费用低廉。

　　患者一般当日即可就诊，不需要网上预约几周甚至几个月。那时我们实习用的牙椅还是"剃头椅"，升降靠脚猛蹬油泵柄；钻牙仅有两台涡轮机，并且几组人争抢着钻，经常把机子拖来拖去；吹干牙面采用捏橡皮球的方式；根管治疗都是手动锉，没有机动镍钛系统，也没有根管长度测量仪，全凭手感，误差大，治疗质量不太高。但是，就这些也能解决大部分牙痛，比吃药止痛效果不知强多少倍。

　　同时期的美国，已经是电动牙椅配高速手机、三用枪、橡皮

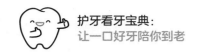
障。随后几年，烤瓷牙技术成熟、机动镍钛锉应用、根管显微镜应用、种植牙普及、锥形线束 CT（CBCT）发明、隐形矫正开展，等等。国内则紧跟其后，先由全国知名的口腔院校引进新技术、新设备，然后在全国推广。

1998 年，在武大口腔医院实习结束后，我进了本地三甲医院口腔科工作。上班后，我发现这里比武大的条件差很多，同学们毕业以后分到的各个地方医院条件也都一样：清一色的剃头椅，涡轮机钻牙，锤子、凿子劈牙拔智齿，后牙甚至没有开展根管治疗，清一色的"塑化"和"干髓术"。治疗很便宜，钻牙开髓 8 元，髓腔换药 10 元。流水线作业，治疗很快，有的专家门诊一天能看上百个号。我甚至看到一些案例，牙髓炎杀神经后换药，发展成了根尖周炎，疼痛解决不了，最后还是拔掉了牙齿。拔掉了也无所谓，大不了镶一个活动牙，也不贵，也不怎么在乎咀嚼功能。

工作后科主任语重心长地跟我谈，希望我把武大口腔学到的后牙根管治疗术在本院大力开展起来，以提高口腔科的患牙保存率。我没有辜负他的厚望，从逐步减少"塑化"和"干髓术"占比做起，尽量采用根管治疗。几年后，武大口腔紧跟国外先进的牙科技术，开始推广"现代根管治疗"，包括机动镍钛锉、热牙胶根管充填、根管质控流程。我们口腔科也跟在武大口腔后面学习，大家参加了一个接一个的短期培训班。

随后，烤瓷牙技术在全国兴起。各种烤瓷牙培训班把这一技术迅速带给了全国范围内的众多牙医。而高端瓷牙系统比如氧化锆全瓷、铸瓷、金沉积冠等，由于加工费较高，作为高附加值产品，配备精致的临床备牙粘接技术，成本高，收费提升，成为牙科第一个"暴利"吐槽点。于是，所谓的"看牙贵"这个问题开始摆在民众面前。

"口腔科新技术需要终身高额付费学习"这一规则，是它区别于其他医学专科的特色之一。虽然任何医学专科都需要入职后再教育，但都没有口腔科表现得突出。所谓"两年不学，落伍一截"，而且学习花费不菲。甚至许多医院的财务科会对口腔科人员的培训费报销表示惊诧——有时候，牙医参加一个小型三日培训班的费用，超过很多内科医生外出进修一年的花费。

口腔科有各种各样的培训班，无论是瓷贴面、嵌体修复，还是种植牙、隐形矫正技术，费用都不低，越是培训费昂贵的项目，临床收费越高昂，这些项目的价格已经把烤瓷牙甩出一条街了，于是，"看牙贵"的问题开始进一步在牙科各亚专业呈现。

相比之下，根管治疗、美学树脂修复的培训班收费倒是低得多，因为这些项目的临床收费普遍较低，而这两项是我国牙医在临床工作中应用最广，也是技术掌握层次差距最大，治疗的远期效果差距最大的项目。事实上，在美国根管治疗收费并不低，换算过来，需要8 000～10 000人民币，民众对保留天然牙的意识比种植牙要高很多，也愿意为此消费。

相对而言，我国牙医的"根管治疗"收费是最远离"暴利"嫌疑的，很多地方的根管治疗费都是几百元，但对患者而言却是喜忧参半，毕竟质量是关键。规范化的高质量根管治疗，不可能仅靠牙医的情怀来支撑，最终仍然要靠价值来体现，根管显微镜、橡皮障辅助、超声根管荡洗、三维热牙胶根管充填等技术，已逐渐成为高质量根管治疗标配，临床收费也可达两三千元以上。

然而，由于很多地区消费水平的限制，根管治疗配套设施、技术尤其是理念尚未更新，质量便始终提不上去，根管治疗的长期成

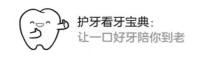

功率并不可观。比起其他亚专科来说，根管治疗还远远谈不上"暴利"，暴利在很多时候与高质量是并行的。

一个可喜的变化是，有一小部分牙医开始静下心来，通过各种培训班的学习和日常强化训练，能够熟练地在显微镜下进行牙体牙髓疾病治疗，尤其是根管治疗和树脂修复，使得保牙成功率与牙齿长期稳定性有了明显提升，厚积薄发，通过良好的治疗质量取得了稳定的客户群，尤其满足了高端群体的治疗需求。

也许大家会问，口腔医学院校里系统化学习的口腔专业知识难道不够用吗？我想告诉大家，是的，不是不够用，而是远远不够用！大学本科只能学到口腔基础知识和治疗原则，但是口腔医学的涵盖面实在是太广博了。例如执业医师，有临床医学执业医师和口腔医学执业医师，却没有眼科执业医师或耳鼻喉科执业医师，只有口腔医学从临床医学中单独划出来，就是因为口腔医学的广博和亚专科的细化。

近二十年以来，除了口腔解剖、病理学等基础类学科没有大的进展以外，其他所有口腔临床类亚专科，每隔几年就有新材料、新器械以及新技术，并同步进行临床治疗规范更新，牙科医生必须不断接受再教育、再培训，始终学习，否则就只会故步自封。用老的技术治疗现在的患者，虽然不违规，但是对于缺乏专业知识的患者来说，会很大概率接受并不理想的方案。

纵观中国口腔医疗二十年发展历程，有两个非常显著的变化。第一，优质的口腔医疗资源比如各大知名教学口腔医院或口腔科，以前基本可以满足当日挂号就诊，而现在却需要网络预约就诊，排队要几周、几个月甚至半年，夸张一点的话甚至可以排到两年以后，已经和美国不相上下。第二，无论是大城市还是小城市，私人牙科诊所数量逐年上升。有些城市的繁华街道上，牙科诊所甚至比独立的公共厕所还多。

这两种变化是相辅相成的。哪里有需求，哪里就有市场。看牙如同买房，随着时代的变迁，刚需越来越大。以前，很多人哪怕全口的牙烂成"豁耙齿"也照样不看不管。随着生活水平提高和民众对口腔健康需求的提高，看牙才被更多人列入日程。

我在很多场合都提过这样一个观念：欧美发达国家牙科的今天就是中国牙科的明天。要说"看牙贵"，在欧美牙科更加突出，现如今，越来越多的欧美人选择坐飞机到中国知名的口腔医院看牙，顺带旅游一番再回去，一圈下来也比自己在国内看牙划算得多，治疗质量也毫不逊色。

在欧美发达国家，一个人无论是牙齿不整齐还是口臭，在社交中都代表着对他人的不尊重，很难跻身上层社会。"牙齿形象代表社会阶层"并不是假话，而"穷不看牙"也是一条普世规则。不同的是，欧美国家并没有关于牙科"暴利"的吐槽，这源于他们深厚的爱牙文化。看牙难、看牙贵，导致他们对牙齿保健十分关注，每年常态化洗牙，对牙病早发现、早治疗，以及给予牙医较高的社会地位与远超其他临床医生的尊敬。

谈到"暴利"，有人可能认为凡是牙科都很赚钱，事实却并非如此。在国内，投资牙科想赚大钱的机构非常多，然而很多都以血亏的结果退出了竞争市场。首先，前期投资高昂，现在不再是几台剃头椅、一堆根管锉、几把拔牙钳的年代，而是需要高端综合治疗椅、三维 CT 机、院感达标的器械消毒灭菌系统，各种精密进口仪器等奠基。更重要的是，商业区的高房租和节节攀升的专业人力资源成本。有了以上这些，并不等于马上能赚钱，还需要业绩与时间

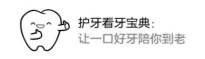
积累。牙科机构经营周期长、增长速度慢、可复制性差，这些都是很现实的问题。

最终生存下来并实现盈利的牙科，只有两种，一种是专业技术雄厚，品牌认知度极高，持续提供高质量的服务，靠口碑能获取源源不断客户的正规私人医疗机构；一种是利用医学信息不对称诱导医疗、过度医疗、过度营销的非正规机构，其人力资源成本极低（缺乏或挂靠口腔执业医师证）。牙科是一种从业门槛较低、提升门槛较高的特殊行业，而国内的医疗监管环境相对宽松，"劣币驱逐良币"，最终导致了很多非正规机构牙科盈利模式。而作为患者，除非就诊多年以后出现严重口腔健康损害才能明白，或提前阅读正规的口腔科普资料，否则对于牙科优劣的分辨力几乎为零。

在我看来，高质量的医疗服务才是核心，牙科的主业不是出售烤瓷牙、种植牙、牙套、瓷贴面等产品，而是提供优质的医疗服务。而影响服务质量高低的最关键因素是专业技术，所以我国香港地区的牙科诊疗质量领先于内地。同样是向朋友展示自己的烤瓷牙，香港的患者往往这样介绍："你看，这是×××教授给我做的牙。"而内地患者却是这样说："你看，我这是lava氧化锆全瓷牙"。这就体现了两地患者对牙科认知的差异，这种差异将直接影响患者对"看牙贵"问题的态度。

所以我认为，只要大家不用商品的目光来看待医疗服务，并充分了解牙科的前期投资和牙医的成长历程，可能就会对看牙贵这一问题有个理性判断，甚至会给予敬业的牙医们应有的尊重。

值得一提的是，牙医其实也是一种高危职业，在职业生涯中感染乙肝、艾滋病等血源性疾病的风险仅次于外科大夫！另外，长期低头操作使颈椎病成为牙医职业病，很多牙医的命运就是——前半生帮人治牙，后半生找人治颈椎！

　　我认为确实有部分牙科当前存在不正当的"暴利"，具体表现为提供的服务质量低下，严重落后于牙科的现代技术发展，并且费用也不低廉。比如，在患者有支付能力并且骨质条件良好的情况下，因技术欠缺不推荐种植牙而是直接制作烤瓷桥；又比如，那些能通过正畸解决牙列不齐、不美观的病例，误导患者接受快速美牙的"美容冠"修复，这都属于攫取暴利。关于这些，后面的内容会有详述。

2.　看牙会慢慢地都纳入医保吗

　　关于看牙纳入医保，我可以作一个相对理性的预测，未来的十年甚至二十年，烤瓷、种植、正畸项目，是不太可能列入医保的。

　　首先，大家对于医保应该有一个正确的认识，医保需要优先关注大健康问题，像高血压、糖尿病、心脏病、癌症等严重影响生命质量的疾病，足以让医保资金捉襟见肘。如此紧张而有限的资金，是不可能用在对生命并无重大影响的牙科高值项目上的，像烤瓷、种植、正畸，都是非必选治疗，相对于生命健康而言是可有可无的，尽管它们在牙医眼中的重要性很高。总之，医保资金有限，国家并不富裕。虽然在网络上存在看牙进医保的呼声，但是这并不符合中国的国情，是缺乏理性判断的表现。

　　其实哪怕是社会福利很高的美国，在牙科高值项目上医保也没法全覆盖，只是在洗牙、镍铬合金烤瓷牙等廉价项目上实现了全覆盖。因为看牙在一些情况下真的太贵了，除非买了高额的牙科险种以外，否则常规医保都会拒绝。

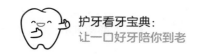
我最大的愿望就是洗牙能早日全面纳入医保。因为不纳入医保，人们就没有洗牙的自觉性，就会有大量的牙病积累。据我所知，上海、北京等地的医保已经实现一些，如对洗牙、拔牙、根管治疗按一定比例支付，但不同的医院以及报销额度，并不怎么统一。目前，全国大多数地方这些治疗是没有全面列入医保的，而是仅把这些治疗全流程中的部分低值项列入了医保。

3. 看牙到底是去公立医院还是私人牙科诊所

首先，单独说公立医院好或者私人牙科诊所好都是不客观的，机构不重要，重要的是技术过硬的牙医。

如果要找最靠谱儿的地方，全国知名的几大口腔医院是首选，尤其是一些比较复杂和棘手的病例需要转诊，这些地方是不二选择。比如北京大学口腔医院、四川大学华西口腔医院、武汉大学口腔医院、上海交通大学医学院附属第九人民医院、中山大学附属口腔医院、南京市口腔医院等，他们的科研能力及教学师资力量雄厚，紧跟国外最先进的口腔医疗技术，实力强劲。但现在网上预约号源非常紧张，需要排队等候的时间比较长。还有一些知名的三甲医院口腔科及口腔医院，尤其是省立口腔医院，技术也很强劲，就不一一介绍。

有一个现实，即使是知名医院，也可能存在庸医，虽然在相同资历的医生中比较，那里出现不靠谱儿医生的概率要低得多。口腔大夫需要专业理论，也需要临床实践，同时需要有悟性。就像有些人天生不适合开车，但学了车拿了驾照，上路后风险就更高。

那么重点来了，近些年国家为了缓解"看病难"，均衡各地的医疗资源，放开了对医生的执业限制，完全支持与鼓励公立医院医生多点执业，这一政策，对全行业医生而言是相对利好，对口腔医生而言是绝对利好，对优秀的口腔医生则是绝对利好中的利好。以前他们会选择辞职开诊所，现在可以选择多点执业。

很多知名的口腔医院里知名的口腔大夫和教授，都在当地有相对固定的多点执业诊所，我认为这是靠谱儿的口腔资源！比起仅在医院坐诊，多点执业有显著的优势。第一，多点执业满足了那些没有时间排队预约又想得到优质服务的患者。在外出诊的费用一般比医院要贵些。第二，就诊更加便利，就诊环境、体验与医疗质量会比医院强。

当然，并不是所有患者都有条件在这些优质资源处就诊，仅是地域限制就构成很大障碍。那么还有其他的可靠资源吗？有的，私人牙科诊所作为公立医院必要的补充，正在发挥着越来越重要的作用。然而，私人牙科诊所呈现出严重的两极分化现象，高端诊所凭技术支撑和优质服务，诊疗质量并不逊于公立医院，但价格不低。而一些非正规的牙科机构靠营销和价格战，尤其是户外广告轰炸，迷惑、诱导患者，行外人对此却一无所知。牙科的诊疗质量，很多时候并不能立刻表现出来，而是多年以后才能看到。这一点直接决定了行业生态系统的多样性。

4. 怎样选择靠谱儿的牙医

如果你准备去看牙，主要考虑的因素应当是医生的技术水平及观念。

在就诊时应注意，该医生是否为正规医学院校毕业，是否拥有

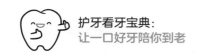

国家颁发的执业医师资格证。专业的人做专业的事，只有受过良好教育的牙医在处理临床问题时才能综合患者的全身状况，合理考虑问题，制订出完善的治疗、保健方案。

口腔疾病的治疗经常涉及"如何对待松动牙""如何对待牙齿残根""保留还是拔除"等问题，医生的抉择尤为重要。一个水平高、医德好的医生往往能对牙齿的何去何从作出较为正确的选择。如果患者说不拔就不拔、患者说修改方案就修改方案，这种所谓"态度好"的医生是十分可疑的。因为，医生必须坚持专业标准和准则！这就需要患者关注医生诊疗时的态度和操作熟练度。一位好的医生会耐心听取患者的病情描述，然后根据每一个人的实际情况制订合理而实用的治疗方案——在不违背治疗原则的前提下尽可能满足患者的实际需要，更不会怂恿患者做不必要的检查与治疗。

我个人建议选择固定的牙科医生。口腔疾病的诊疗大多是在牙医与患者共同商议确定治疗方案后，再进行治疗的过程。医生和患者在看病过程中是不断了解、不断适应的，若频繁更换牙科医院和牙医，不仅会造成重复检查、费用增加，患者也会感觉繁复、疲惫，治疗效果并不一定理想。

5.　选择牙医有哪些坑千万不能踩

我不可能帮助到所有人，但是我可以提供给大家一些辨别不靠谱儿的牙科的方法，可以避开一些坑。简单列举一下。

（1）所遇见的医生没有执业医师资格证！只要你知道医生的名字，在国家卫生健康委员会官网上可以查询（www.nhc.gov.cn），手机也可以，十分方便，点击官网→数据查询→医卫人员→执业医师。连证都没有的医生绝对不靠谱儿，多见于美容院、非正规民营医院、黑牙科等。不要认为很少，这些实在是太多了。

（2）公交车、街道、楼盘、小区或电梯上打广告的牙科诊所，多半不靠谱儿，尤其是大城市。这个只能说多半如此，为什么呢？少数的牙科诊所是很不错的，但是好酒也怕巷子深，不得已进行推广，但真的很少。

（3）诊所装修低档、设备简陋，没有三维 CT 甚至连全景机都没有，这样的诊所一般应对不了复杂的病例。现行阶段，牙科的整体档次与配套硬件有不小的关联。

（4）打着"免费种植牙""千元种植牙""种植牙补贴"或者各种公益活动海报揽客的牙科诊所，多半不靠谱儿。它们一般有几种可能，一种是诱导进去后洗脑营销或者用"术中加价"套路；一种是低价兑现少数客户，其余大多数通过现场话术营销弄成高价；再一种就是给新手练手了，尤其是现在各种三天速成种植班学员，花了钱总得挣回来。种植牙需要技术准入，我在后面相关章节中会有详细介绍。

6. 很多人说"看牙没用"，医生看牙是在骗钱，对吗

"我的牙经常坏，一颗疼完另一颗疼，每次去看完一颗，过一段时间另一颗又会出问题。""口腔医生根本不可能给你解决问题，牙齿该坏还是坏，还不如拔了。""你们医生又不能保证我的牙不再出问题，我凭什么相信你们看牙不是在骗我的钱。"

经常会听到患者的这些言论，虽然口腔医生在尽力帮助患者治疗口腔疾患，但是一些患者并不买账。这体现出目前老百姓对于口

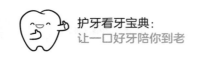
腔疾病的认知很不到位。在很多人眼里，牙齿疾病没什么大不了的，牙疼不是病，只有疼得不行才会去看病，平常的口腔问题都不重要，重要的是止痛。

而事实是，牙疼的时候意味着牙齿疾病已经到了中、晚期，治疗的难度大、痛苦程度高、花费会很多，这也是很多人抱怨看不起牙的原因。收拾烂摊子远比小修小补困难多了，其实，口腔的各种疾病重在预防，所以老百姓应当如何定位口腔医生，是把医生定位成有口腔疾患后的医治者，还是没症状时就定期检查早发现早诊断早治疗的勘探员？

我们应永远追求"上医治未病，中医治欲病，下医治已病"。对疾病的不重视和对医者的不信任古已有之。我们熟悉的《扁鹊见蔡桓公》就是典型的事例，代价也很惨痛——"桓侯遂死"。

尚未出现症状的龋齿，应该补一补；牙龈出血，应该洗洗牙。这样简单而廉价的机会没有把握住，再出现牙疼，甚至牙齿劈裂、缺失，代价就太大了。谁应该承担发现口腔小问题的责任——口腔医生，而谁应该承担不去看口腔医生的后果——我们自己。

各大提问平台上，问到很多的一类问题是："我该怎么做就不用去看牙医？"我想很多人都有类似的想法，是不是用了冲牙器、电动牙刷、漱口水，就不用去看牙科医生了？并不是，这个想法和标准答案南辕北辙。标准答案是为了今后口腔不出现严重复杂的疾病，应该定期去口腔医疗机构做检查，没有发现问题值得庆祝，发现小问题就及早治疗。口腔医疗机构是永远绕不开的地方，既然这样，那何必要等到疼得死去活来的时候才去看医生呢？早点儿看不好吗？

口腔医生是我们预防牙齿出现问题的最后一道防线。

7. 看牙前应该做些什么

（1）充分准备，不盲目

①备齐前期的医疗文书等资料：就诊前，一定要准备好已有的病历资料，如以往就诊时的化验单、影像学检查胶片及报告、曾经住院的病历记录等。

②素颜就诊：就诊前尽量不要化妆，特别是不能浓妆艳抹，尽量不要涂口红。

③看病时机的选择：很多检查并不需要空腹，如果候诊的时间比较长，建议最好不要空腹就医。

（2）仔细倾听，相互尊重，相互理解

一位医生，尤其是大医院的医生，一天要接诊十几甚至几十位患者，所以每位患者的就诊时间是有限的。患者应静下心来，仔细回答医生的询问，认真倾听建议。在医生看影像资料、查阅病历时，耐心等待。

还有就是，要说真相：病不忌医。对医生隐瞒任何情况，都可能增加误诊的风险。向医生讲述病情时，应实事求是，既不隐瞒也不夸大。

8. 看牙时间为什么那么长？牙齿治疗中需要注意什么吗

由于口腔科就诊的过程中常常需要操作性治疗而不是只开药，所以导致看牙时间长、等候时间久等问题。很多去公立医院看牙的患者以为挂到号了就很快能看上病了，没想到在候诊区会等待一阵

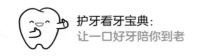
子，时间长的话甚至两三个小时，有的号几分钟就看完了，有的号需要治疗一个多小时，候诊患者可能根本无法预料你前面的患者的疾病状况。

9.　牙齿治疗中需要注意什么吗

患者们可能会遇到许多共同的问题，下面就对诊疗过程中的注意事项作一下介绍。

医生进行操作时，患者应张开嘴巴，尽量用鼻子呼吸；头不能乱动，也不要突然闭嘴、起身；要吐口水、有疼痛不适务必先举手示意。

按时复诊。某些患者在牙痛等急性症状有所缓解后，就忘记按时复诊，待疼痛再次发作时才来医院就诊，这往往造成病情延误。医生预约了复诊时间而不准时就诊，也会给医生的工作造成诸多不便。广大患者一定按照预约的时间就诊，如果有事也应该先和医生联系改约，这样既是方便别人也是方便自己。

牙体牙髓治疗需多次复诊，前后连续性相当强，特别强调首诊负责制，有些患者不按医生预约的时间，结果去医院时首诊医生不在，于是就要求其他医生给继续治疗（非急诊），其实这是一种对自身牙病很不负责的态度。

预留充足治疗时间。牙科治疗往往费时，预留出充足的时间既可以让医生从容操作，也利于操作中患者与医生的沟通，从而达到最好的治疗效果。若患者来去匆匆，或要求医生减少复诊次数、压缩就诊时间，都会打乱医师的治疗计划，甚至影响最终疗效。有些做精细治疗的医生，可能半天也只预约两三个患者。

　　不要抵触拍 X 线牙片。有些患者认为拍片浪费时间，不愿去拍牙片，或担心受到辐射影响身体健康。事实上，拍牙片是为了更好地了解牙髓、牙周、牙根、牙槽骨等的情况，对医生的诊治十分有帮助，是口腔科最常用的检查手段之一。每次拍牙片患者所受到的辐射量微乎其微，而且是偶尔拍摄一次，不会对身体产生影响。

　　病历保存好。牙病治疗常常需要多次复诊，某些患牙即使治疗过也可能再次出现问题，因此保留最初的病历对于医生诊治疾病和进行下一步的治疗是十分重要的。有的患者很不在乎病历，每次去医院都拿个新本，这对于治疗是十分不利的。牙片也是最原始的资料，患者应一并保存好。在有条件的情况下，可以咨询医护人员，征得允许后可以把医生电脑里的 X 线资料都拍照存在手机上。

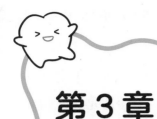

第3章 蛀牙及预防

　　"蛀牙"就是我们民间说的"虫牙",学名叫"龋齿"。关于蛀牙以及它所引起的一系列相关问题,民众一直有一连串的困惑。

　　为什么民间管蛀牙叫虫牙呢?难道真的有虫子在咬牙齿吗?

　　长了蛀牙最讨厌的就是牙疼,所谓"牙疼不是病,疼起来要人命",牙疼过的人肯定深有体会,尤其是晚上会疼得睡不着,扯着脸和头都疼。

　　怎么小小的牙齿疼起来这么痛苦?是不是咬完花椒、嚼完芦荟,熬过去了,不疼了就不用去医院了?

　　很多人疑惑,去医院治疗蛀牙怎么有时只需要补牙就行,有时却需要杀神经,医生是不是想坑钱?蛀牙到底怎么治才是对的?是不是不疼了就万事大吉了?

　　关于牙齿,其实我一直提倡"预防大于治疗"。那么,为了少受罪多省钱,有什么好的方法能预防蛀牙吗?牙不疼就能说明没蛀牙吗?

　　世界卫生组织有相关调查显示,全球范围内约有六分之五的人有蛀牙,相当于六个人中就有一个人有蛀牙。由于多种因素影响(我认为预防意识不够为主要因素),早期不补的占多数,这也是后期出现牙痛、牙髓炎、根尖周炎乃至拔牙病例居多的原因。

📖 故事

要说在看牙过程中可以拿来当反面教材的例子，可是多了去了。不过要从当中抓一个教科书式的典型，从开始蛀牙到治疗中，再到治疗后，能踩的坑全踩一遍的人，那就非"踩雷先生"莫属了。

为什么要叫"踩雷先生"呢？还得从他找我看牙说起。

他第一次来找我是 2010 年左右，那时候他刚大学毕业。我一看他的牙，发炎了，而且明显有做过根管治疗的痕迹，就是我们俗称的"杀神经"，充填的牙胶尖暴露在牙洞里面，全是黑软的腐质。

"小伙子，以前是不是做过根管治疗啊？这牙坏得挺厉害，当时做完怎么没套牙冠呢？"

"嘻，医生好眼力，当时做完根管，牙不疼了，我寻思着这应该就没事了，还套那玩意儿干啥？还以为医生哄我呢。谁想到前段时间经常通宵做毕业设计，又聚餐什么的，结果发炎了。"

果不其然，我从业二十多年，遇到的大部分患者的想法都是牙治完了就行了，不痛就不用继续管了，连受过高等教育的人都不例外。

唉，抱有这种想法的人请看看这个小伙子，根管治疗完不管了，充填物脱落，再次感染根尖，只能重新做根管治疗。

为了了解病史，我问他："第一次根管啥时候做的？怎么蛀牙的？"

"这可记不清了，好多年前了，好像还在上小学吧？"他突然还有点不好意思了，"小时候我最爱吃糖，因为晚上自己一个人睡

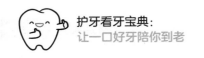
害怕，所以经常含着糖睡觉，又喜欢偷懒，不爱刷牙，我爸妈也不管这些。"

大人没有良好的口腔清洁意识和习惯，孩子不但从小会蛀牙，长成大人了也还是会受牙齿问题的苦。他要是不长记性，下一代还得继续走这条路。

就说这小伙子这雷踩得一个更比一个准。儿童本来就容易蛀牙，爱吃糖，还长时间含着糖，还不认真刷牙。这治疗完，医生说做牙冠还不信，自此还就不管牙齿健康了。个个都是蛀牙产生和治疗过程中的雷点，所以我在心里暗自给他起了个外号——"踩雷先生"。感到好笑的同时我又非常痛心，因为来看牙的患者踩了这些"雷"的人不在少数。

这些习惯是引发蛀牙的重要因素。为什么有的人就爱蛀牙？为什么有的食物，比如糖，吃了特别容易导致蛀牙？刷牙和蛀牙关系有多大？治完牙不疼了是不是就可以不管了？慢慢都会给大家讲解。

话说回来，关于蛀牙的坑踩了个遍的人也不太多，这小伙子真的是个典型人物了。

给他做完了根管治疗，我千叮咛万嘱咐，这次一定记得过来戴牙冠！他满口答应。

结果你猜怎么着？

再见到他是三四年后了，已经是孩子的爸爸了。由于患者太多，大部分我都没啥印象，但我一听他说起之前的看牙经历马上想起来了，蛀牙的人常有，"踩雷先生"可不常有。那次回去，他的牙不疼了，就又当没事儿的人了，依然不重视后续的治疗。

这次，他的牙直接断掉了。

不愧是"踩雷先生"！

作为医生，我深知原生牙齿非常珍贵，因为它们是不可再生的。所以对于患者的病牙，能留的话我一定会"不择手段"地留。但他这种情况我真是回天乏术，除了拔牙没有第二条路了。

给他拔完牙，我又细心叮嘱他一遍，回去要好好刷牙，保护好牙齿。这回还连哄带吓的。咱也不知道这吃了好几堑的"踩雷先生"，能不能长一智……

作为医生，我能做的只有这么多了，患者要是自己没有正确的意识和方法，医生再怎么做也只是亡羊补牢，为时已晚。

看着拔下来的牙，我不禁想，这颗牙十几年间经历了两次根管治疗、一次断裂，最终难逃被拔掉的命运。实际上，如果从小做好预防，或者在治疗过程中能够多上点心，这颗牙完全不至于被拔掉。

还有太多的人不够重视蛀牙，不了解预防蛀牙的方法，并且有很多关于蛀牙的误区。所以，作为牙科医生的我，希望更多的人知道蛀牙到底是怎么回事？得了蛀牙怎么办。并了解为什么蛀牙疼起来要命，有什么好的办法可以预防蛀牙……

我想，多一个人知道，就能多改变一颗牙齿的命运，多一个人少受牙病的折磨，多感受一分生活的幸福。我们整体的口腔健康意识也能往前多走一步。

💡 科普

1. 蛀牙是真的有虫子在咬你的牙吗

随着生活水平的提高，现在的小朋友基本想吃什么家长都会满

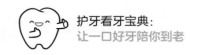
足，但因为小孩子大多喜欢吃甜食，又不喜欢刷牙，所以儿童患蛀牙的情况越来越严重，每到节假日来我们口腔科看牙的小朋友就特别多。我常常听到家长们会对孩子说："回家后要少吃糖、勤刷牙，知道了吗？不然你牙齿里还会长虫哦！"

每次听到这些话我都哭笑不得，过了这么多年，全国的家长在吓唬小朋友要好好刷牙时，似乎都还喜欢用这句话。话说回来，不好好刷牙，嘴里真的会"长虫"，还会咬我们牙齿吗？

别担心，当然不是，但把蛀牙叫作"虫牙"这个比喻其实非常形象，只是"吃"我们牙齿的，并不是"虫子"，而是口腔里一种叫牙菌斑的东西，本质上属于细菌。

看到这里可能有人觉得，牙齿也太弱了吧？小小的细菌就能"吃"掉它？

其实不然，看似微小的牙齿，实际上是我们人体最坚硬的器官，比身体其他部位的骨头都硬。那可能有人又会觉得奇怪了，既然牙齿都这么硬了，为什么还是抵抗不了小小的细菌呢？

这就要先说说牙菌斑的特点了，其实牙菌斑的撒手锏有两个——产酸和耐酸。而偏偏坚硬的牙齿最怕的就是酸！

产酸是牙菌斑最主要的特性，只要一遇到食物残渣，牙菌斑就会把它们消化成酸。我们每天吃了那么多食物，如果没有清理干净，很多残渣残留在口腔里，牙菌斑就开始活跃了。

牙菌斑的第二个特点是耐酸，我们的牙齿怕酸，但牙菌斑生活在这种酸性环境下很开心，这些酸会不停歇地腐蚀我们的牙齿，日积月累，水滴石穿，牙齿逐渐就会出现黑洞。

再强大的生物都是有弱点的，就像我前面说的，我们如果清理不干净食物残渣，牙菌斑就会把它们消化成酸。所以，要想不蛀牙，最重要的就是每天都要好好刷牙，清除牙菌斑，这一点我会在后面的预防蛀牙章节详细讲。

再多说一句，千万不要小看蛀牙，蛀牙是人类目前最普遍的疾病之一！

2.　为什么有的人早晚刷牙还会蛀牙？有的人吸烟、吃糖且不刷牙都不会蛀牙

接诊过的一个年轻人，蛀牙情况很严重，但问起来发现他每天早晚都会刷牙。在给他治牙时，他就说道，他的一个同学经常抽烟，也不刷牙，但牙齿状况比他还好，他觉得非常不解。其实类似这样的情况我偶尔就会遇见，主要有两个原因。

一个原因与遗传有关，他的同学牙齿先天钙化良好（牙釉质比较硬），而他的牙齿先天钙化不良，相比较下来他就容易有蛀牙。

另外一个原因，可能和口水分泌的量和浓度有关。如果分泌的口水比较少、比较稀，就不容易缓冲掉口中酸的和甜的食物，这种情况下就容易患蛀牙。在临床上有一种病叫作"干燥综合征"，这种患者很多会出现全口牙齿重度龋坏，很难维护。临床上很多头颈部恶性肿瘤患者在放疗后，因放疗破坏了唾液腺分泌功能，导致重度口干，这种口干会直接促进龋齿的发生和进展，甚至导致猖獗龋。右图是典型病例。

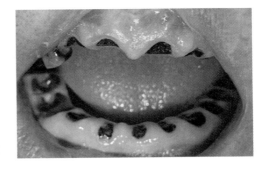

所以，牙齿钙化的程度、口水的量和浓度都会影响我们是否容易有蛀牙，专业表述就

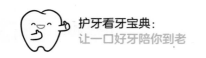

是属于龋病的"宿主"因素。

说实在的，这两个因素，我们是没有办法改变的，只能通过后天去改善，比如规律且高效地刷牙、吃完甜食后就马上用温水漱口，尽量别给牙菌斑在你嘴里生成蛀牙的温床，这样才能将有蛀牙的概率降低。

总体来说，发现你有蛀牙了，一定要去治疗。若想牙齿陪你到老，一定要认真地刷干净并做好保养。如果刷牙低效，可以改用电动牙刷，并坚持使用牙线、冲牙器。每年定期看医生、洁牙。记住，保养重于一切。

3. 几个小方法，教你在家就能自查有没有蛀牙

作为一名牙医，一定是建议大家要定期去牙科检查自己的牙齿情况，但是，接诊过这么多患者，我非常清楚，来一趟医院检查自己是否有蛀牙是非常麻烦的事，要抽出时间排队挂号交钱，不到万不得已你们可能都不想去医院。

所以，在这里给大家提供几个自我检查蛀牙的办法，帮助大家初步判断一下自己的牙齿状态。不过还是要提醒大家一句，牙齿问题一定要及时看医生。

我们可以从以下几个方面检查。

（1）**自觉症状**：在牙齿遇到冷热刺激或吃酸甜食物时，有酸痛不适的感觉。

（2）**牙齿颜色**：对着镜子，仔细观察牙齿有无颜色的异常改变，注意后牙咬合面、门牙之间的牙缝处、牙颈部等地方，如果出现了小黑线或者小黑点，很可能牙釉质已经被腐蚀。

034

（3）**牙齿形态**：牙齿的表面已经出现了小洞，有的会有牙齿小碎块脱落。这是牙菌斑已经腐蚀到牙本质。

（4）**牙齿质地**：蛀牙的牙齿质地会变软。

（5）**产生牙疼**：智齿发炎会引发牙疼，剩下多数就是蛀牙了，而且已经蛀得很严重了，建议尽快去医院治疗。

有以上异常改变或症状时，建议及时去医院做进一步检查及必要的治疗。

这里要重点提一下，蛀牙中最轻的一种——浅龋，尤其是窝沟浅龋，一定要和色素沉着相鉴别，浅龋是需要充填治疗的，而色素沉着可以不用处理，或者只需喷砂、洗牙给它洗掉。浅龋和色素沉着，外观表现非常相似，牙病患者最好不要自己判断，即使是牙医，也有诊断错误的，这个在临床上真不少见，给患者带来的伤害也不小。

比较常见的有：①把浅龋当成色素沉着，不予处理，导致龋齿越来越严重，直到形成牙髓炎疼痛，最后需要根管治疗；②把色素沉着当成浅龋，进行打磨、备洞、充填治疗，把本来正常的牙釉质破坏了。

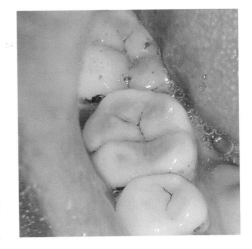

如图所示的这些病例就是代表，像这种情况很常见，我们通过临床检查会发现有的只是色素沉着，有的却是龋齿。牙齿外观看上去基本没有什么差异，但是临床检查结果不同。这一例是色素沉着。

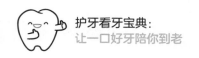

而下面这一例则是龋齿。

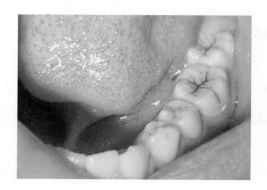

这一例则是既有龋齿，又有色素沉着。大家能分辨出来吗？应该是不能吧。

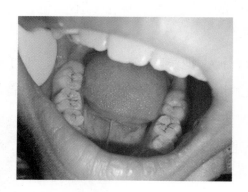

所以，鉴别浅龋和色素沉着，一定要找专业的牙医进行鉴别诊断，一般是以能否卡住探针尖为标准，实际上还有一些很细微的差异，比如探针是否有陷入感、是否有触及质软的龋损等，这些细微差异需要专业的牙医来进行鉴别诊断。

4. 为什么蛀牙疼起来要人命？而且一到夜里，牙齿明显疼得更剧烈

牙一旦疼起来是非常难受的，那么蛀牙为什么会这么疼呢？其实牙疼的罪魁祸首依然是牙菌斑。我们一般说的牙疼有如下三种。

（1）刺激痛

一开始在牙本质被腐蚀的时候，牙齿遇到冷水、酸或甜的东西时会感觉疼痛，医学上称为刺激痛。

（2）自发痛

当牙菌斑已经越过牙釉质、牙本质两层防卫，入侵到牙髓里面，导致牙髓发炎。牙髓发炎就会导致牙髓内部血流增多，压力增大。牙髓一旦发炎就是不可逆的，会一直发炎并逐渐坏死。

要知道，虽然细菌已经侵入牙髓大本营，但是来时的路径并没有那么开阔，细菌大队永远都只选择最薄弱的环节入侵。此时大量的牙釉质、牙本质仍然坚守在防御一线，坚不可摧。随着牙髓发炎导致的血流增多，压力增大，牙髓腔就像高压锅一样，牙髓中的神经也就能感受到疼。随着压力持续增加，压力导致的疼痛会加剧，这就是急性牙髓炎。

大家说的"牙疼不是病，疼起来要人命"，一般指的就是急性牙髓炎。它有一些特征，比如冷热刺激痛、夜间痛加剧、放射至半侧头痛等，但也并非都如此，某些牙髓炎反而需要冷刺激来缓解，比如需要不停地含冷水来止痛，我见过一晚上含了一桶冷水的患者，只要一会儿不含水，就疼得要爆炸。有些患者甚至牙齿痛得想要撞墙、打滚。这时候牙医直接在患者的牙齿上钻一个洞透透气，牙齿内的压力释放了，牙齿的酸痛程度就会减轻许多。

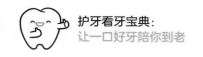

（3）咬合痛

还有人是咬东西的时候疼。如果碰到牙齿已经有浮出感，感觉高出来一截，并且不敢接触，一碰就剧痛。这样的疼痛表明炎症已经不仅限于牙髓，牙髓已经全部被细菌感染攻陷了，炎症已经到达牙齿的根尖，根尖的急性炎症会导致牙齿在受力的时候产生剧烈的疼痛。如果是根尖的慢性炎症，咬东西也会有不舒服的感觉，医生一般会用叩诊方式从轻到重地叩击牙齿，一叩下去，痛得特别明显的牙齿就是病原牙。

牙科医生的检查三板斧：探针钩一下痛不痛，镊子叩一下痛不痛，拍片。

疼起来要命的牙疼主要就是以上三大类典型：刺激痛、自发痛、咬合痛。自发痛和咬合痛一般提示牙髓已经发生了感染，需要进行牙髓治疗。

5. 长蛀牙了该怎么治？去医院怕被坑，到底是补牙还是杀神经

我知道很多人不去看牙一是觉得贵，二是怕自己因为不懂其中门道被坑，我无数次听到患者握着我的手对我说："徐医生，我这牙齿治好要多少钱呀？能不能不做这么贵的手术啊？"

每当这个时候，我心里总感觉到深深的无力和心疼。这里我就单独把蛀牙后该选择补牙还是杀神经做一下讲解。

首先我们要明白，蛀牙可以根据形成洞的深浅，分为浅龋、中龋、深龋，分别说明牙菌斑已经进攻到你的牙釉质层、牙本质浅层以及牙本质深层。

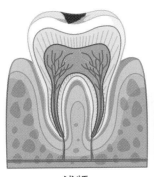 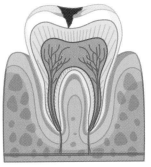 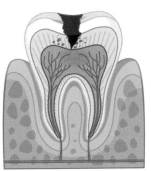

浅龋　　　　　　　　　中龋　　　　　　　　　深龋

　　由于牙釉质和牙本质这两个护卫的相继崩解，稳坐后方的"司令"——牙髓，也会对外界的刺激越来越敏感，所以一般出现对冷热刺激非常敏感时，你的蛀牙多半已经发展到深龋。

　　但是只要细菌没有发展到牙髓，无论是浅龋、中龋、深龋，都可以通过及时的治疗磨掉已经蛀掉的坏组织，用树脂材料或其他修补的方式，防止蛀牙进一步深入，也就是俗称的"补牙"。

　　但是当细菌侵入牙髓，感染了根管内部，真正要根除根管内部的感染，并且杜绝以后再感染的治疗方法，目前只有根管治疗，也就是把根管神经全部杀掉。

　　虽然龋齿（蛀牙）、牙髓炎、根尖炎有明确的诊断标准，但是临床上疾病的发生发展并不是完全独立，而是连续的，也就是说你患上蛀牙的同时，其他几种牙病也可能同时患上。本着能保牙髓尽量保的原则，我们对于一些临界病例，一般都先安抚护髓并进行蛀洞充填，如果患者出现了疼痛再进行根管治疗也来得及。

　　但是我也见过怨医生补牙没补好的情况，补完了又出现疼痛，然后就大骂庸医。有的医生接诊深龋病人，为了防止补牙后牙疼，避免出现误会，会选择直接做根管治疗，这无可厚非，但也无可奈

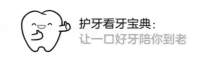

何。所以该补牙还是做根管治疗的基础就是精确地诊断牙髓的活力
状态。

不过我们作为医生总是愿意去留下每一颗牙齿，能保牙髓的保
牙髓，保不了牙髓的保牙齿，保不了牙齿的保牙根，实在不行才会
选择拔除。

6. 牙疼还在咬花椒、喝白酒、吃消炎药？这些错误的方法正在让你的牙越变越差

我个人非常痛恨那些治牙疼的偏方，害人不浅！好吧，偏方本
身无辜，错的是那些只想依赖偏方而不愿意相信专业治疗的人。

生活中大家牙疼首先是干啥？看医生？很多人都会选择能忍则
忍，只要牙疼的程度在能忍受的范围内，那就先忍着。实在忍不
了，就上网搜搜牙疼怎么办，于是什么花椒、酒精、盐水、吃消炎
药等都来了。

为什么我非常不建议你们用这些偏方呢？拿咬花椒举例，花椒
有一定麻醉和止痛的效果，但是往往只能蒙蔽你，等不疼了就又不
想去医院了。牙疼大部分是蛀牙已经发展到牙髓炎阶段，这时候最
需要的是去医院接受治疗，把已经发炎的牙髓钻开，释放其中的炎
症压力，这才是止疼的最好办法。咬了花椒一时不疼了，牙齿问题
却越拖越严重，早晚还会疼，而且本来补牙、根管治疗可以好的，
到后面很可能需要拔牙、种牙，患者要花更多的钱，受更多的罪。

那吃消炎药可不可以缓解牙疼？一般是没用的。急性牙髓炎的
原因是牙髓腔像高压锅受压一样的状态，什么物质都进不去也出不
来，所以才会形成"高压锅"。

　　吃消炎药可以缓解疼痛的情况是牙髓内已经出现了根尖的脓肿，消炎药作为抗生素可以辅助控制已经感染了的根管。但是急性炎症消退之后，牙髓神经根管内的感染是始终存在的，它作为一个病灶长期潜伏在口腔里，当身体抵抗力降低时就会发作，这也是牙疼扛过去以后，可能还会反反复复发作的原因。真正可以根除根管内部的感染，并且杜绝以后再感染的治疗方法，目前只有根管治疗。

　　所以再次提醒大家，牙疼就是牙齿提醒你它出问题了，一定要及时去医院就医，否则只能自己受罪，冤枉钱也只能自己掏。

7. 牙疼熬一熬就过去了，去医院又花钱，不去行不行

　　在这要提醒大家，牙齿不痛之后一定要做完后续的所有治疗，不要抱着牙齿不疼就没事了的侥幸心理。我在临床上就遇见过不少患者因牙齿痛来看牙医，看完牙医只要暂时不痛就不管后续了，等到下一次复诊时牙齿就不得不拔掉了，实在是非常可惜。

　　我遇到过太多的拔牙患者跟我说："徐医生，我当时真的该听你的，及时处理牙齿，否则现在牙齿就能保住了！"我见过太多牙齿不痛就先不管的患者，这也是一个牙病重大误区。再次提醒大家，牙齿是无法自我修复的，一旦坏了就无法逆转，一定要靠治疗来修补与重建。

　　有时候遇到门牙摔缺了一个角的患者，问能不能自己长好，这样的问题在牙医看来很可笑，但是患者们这种想法其实很自然，毕竟身体上的皮肤软组织缺损可以自己长好，哪怕骨头断了也可以恢复长好，所以认为牙齿也可以自身修复。这个观念得纠正，牙齿不

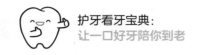

同于身体其他任何组织，它非常特别。所以如果你错过了修补的好时机，就会失去这些牙齿，失去牙齿之后，牙槽骨（牙床）就会慢慢变窄，到时候你就算有再多的金钱也换不回原有的牙床条件了。"预防胜于治疗""病向浅中医"，这些永远都是对的，要记住！这样才会让你少花很多冤枉钱在未来治疗牙齿这件事情上！

8. 牙疼要人命，看牙又那么贵，有什么好办法能预防蛀牙吗

　　我先直接告诉你们预防蛀牙的办法：认真清洁牙齿，好好刷牙，推荐使用电动牙刷、牙线、冲牙器等产品；减少吃零食（糖）的次数；使用含氟牙膏；定期去医院检查你的牙齿。

　　想知道为什么的朋友可以继续往下看。

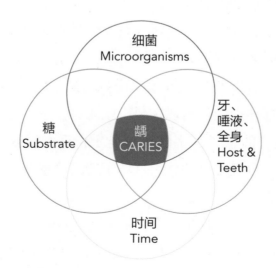

龋病病因学说——四联因素论图解

要想预防蛀牙产生，就要从产生蛀牙的环节链入手，切断它们。现在我们可以好好聊一聊公认的蛀牙发生的"四联因素"。蛀牙的出现取决于食物、细菌、宿主、时间这四个因素的共同作用。

（1）食物

刷牙没有刷干净，食物残渣会残留在我们牙齿表面，尤其会残留在牙齿表面有沟沟坎坎的地方，而这些地方往往就是蛀牙的高发地带。食物残渣中最容易被细菌分解产酸的就是糖，或者叫碳水化合物。

打个比方，你没有清理掉的食物残渣就是细菌的粮食，而腐蚀你牙齿的酸，就是它们吃饱后的排泄物。你口腔里食物残渣越多，糖越多，细菌的粮食就越多，细菌吃了粮食就会产生越多的排泄物，这些酸就会腐蚀我们的牙齿导致蛀牙。

（2）细菌

牙菌斑最牛的地方，就在于它们可以消化糖类产酸并且本身耐酸，而口腔中其他细菌有些是害怕酸的。产酸菌和不产酸菌开始打架，哪方胜利取决于什么呢？取决于我们是否认真刷牙。

前面说过，强大如牙菌斑也有弱点，它的弱点就是怕刷牙。刷牙就革了一次所有细菌的命，牙菌斑受到压制没法强大起来，口腔pH（酸碱度）维持恒定，蛀牙就不会有进展；如果我们不刷牙，并且仍然不断进食甜食，牙菌斑就会越来越强大，把不产酸菌都干掉，这样满口都会是牙菌斑，它们都是不刷牙的胜利者，最终导致了蛀牙的产生。所以从口腔生态系统的角度来看，一颗牙被蛀，在没有得到治疗的情况下，其他牙齿也暴露在牙菌斑的环境下，容易发生新的蛀牙。蛀牙本身不会传染，但是，牙菌斑控制不佳，可能会带来全口牙齿的问题。

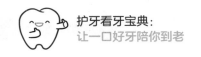

（3）宿主

宿主是指我们每个个体，宿主的因素体现在我们自身抗蛀能力的差异。这时候就有人谈起自己"天赋异禀"，每天不认真刷牙但是牙齿仍然特别好。一般人可不要学习有"天赋"的人，因为你如果属于那种对于蛀牙毫无抵抗力的人，就算有一次不认真刷牙，也会显著增加患蛀牙的风险。举个例子，抽烟容易导致肺癌是学术界公认的事实，你非要举一个例子说谁天天抽烟还活成了百岁老人，这能证明公认的事实是错的吗？不能！个体差异产生的个别案例不能成为你不爱护身体的借口，不刷牙会导致蛀牙也是同样的道理。

对于儿童来说，涂氟和窝沟封闭都是改变宿主抗蛀能力的办法。窝沟封闭可以把牙齿表面容易残留食物残渣的沟沟坎坎全部清洁干净并且封闭住，相当于重新建立了一个不易残留食物残渣的光滑咬合面。氟化物和牙齿结合可以显著改善牙齿的抗酸能力，牙齿抗酸能力的提升也是宿主变强大的重要方法。

（4）时间

蛀牙的发展一定要经过漫长的过程，我今天喝醋了、我今天吃柠檬了、我今天喝可乐了……这些一天发生的事情都不至于让龋齿形成，造成龋齿一定是日积月累的，漫长的时间才给了细菌足够的时间"水滴石穿"。

所以是不是不能吃糖？并不是。而是吃完糖要认真刷牙，彻底清洁把糖清理干净，不给细菌机会，不要让糖接触牙齿的时间太长，这样就可以尽量地预防蛀牙。每次吃糖之后，如果不刷牙，口腔内的牙菌斑就开始活跃，分解糖产生酸腐蚀牙齿，口腔内 pH（酸碱度）就开始下降。但是唾液作为一种非常棒的缓冲液，可以逐渐提升口腔 pH，在半小时内最终回到正常酸碱度，而牙釉质只有在低 pH 的酸性条件下才能被腐蚀。

因此每一餐后口腔都会经历 pH 的先降后升，延长进食间隔时间可以有效减少牙釉质暴露于酸性环境的时间。但如果三餐之间增加很多零食，那么进食后 pH 还没有升起来就再次降下去，牙釉质暴露于酸性环境的时间增加，就会增加患龋齿的风险。

9. 等到我牙疼已经晚了，可我之前也不知道蛀到哪个程度了呀

给很多蛀牙患者看病时，我都常常感觉痛心，特别遇到蛀得严重到保不住牙齿的情况时，我总是在想，如果他们能早来一步该多好！可是事事难如人愿，因为牙菌斑侵害牙齿，除非到了深入牙髓引起剧烈疼痛时，大部分人都觉得自己的牙齿是很健康的，所以我将牙齿患蛀的几个阶段及治疗方法一一讲明，希望看到这本书的人，能够通过我说的每个阶段的反应，来检查自己是否已经患上了蛀牙，提前做好预防与保护。

10. 至少 90% 的人一生都没有刷干净过牙齿？你真的会刷牙吗

标题这句话一点都不夸张，我 20 多年的临床经验，遇见真正掌握并能坚持正确高效刷牙方法的人，连一成都不到。但是维持口腔健康，最重要的就是好好刷牙，大多数来看病的患者，都是因为平时刷牙没有清洁到位，造成的牙病。

但这也正常。我自己，也是上了大学学了口腔后，才知道什么

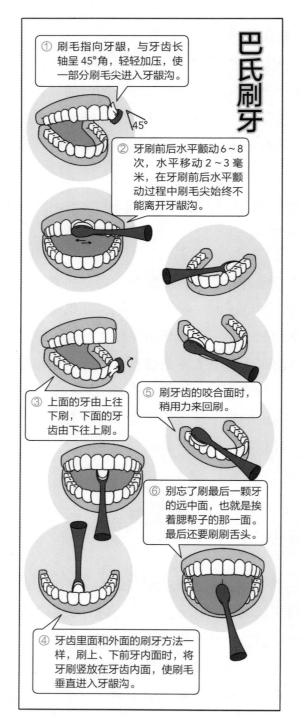

① 刷毛指向牙龈，与牙齿长轴呈 45°角，轻轻加压，使一部分刷毛尖进入牙龈沟。

巴氏刷牙

② 牙刷前后水平颤动 6~8 次，水平移动 2~3 毫米，在牙刷前后水平颤动过程中刷毛尖始终不能离开牙龈沟。

③ 上面的牙由上往下刷，下面的牙齿由下往上刷。

⑤ 刷牙齿的咬合面时，稍用力来回刷。

⑥ 别忘了刷最后一颗牙的远中面，也就是挨着腮帮子的那一面。最后还要刷刷舌头。

④ 牙齿里面和外面的刷牙方法一样，刷上、下前牙内面时，将牙刷竖放在牙齿内面，使刷毛垂直进入牙龈沟。

是正确的刷牙方法。

如果没有特意学习，人们经常会采用"横刷法"，前后拉锯"嚓嚓嚓"地刷，有些人几下了事。有些人很卖力地多刷一会儿，其实都没有把牙刷干净，反而把牙刷坏了，像很多人靠近牙根部的"凹槽"一样的缺损，我们的专业上叫楔状缺损，跟大力横刷有一定关系，虽然不是全部原因。

所以给大家介绍一种广泛适用的刷牙方法，"BASS"刷牙法，也叫"水平颤动刷牙法"。它是美国牙医协会推荐的刷牙方法。具体操作如下图所示：

将刷毛45°斜压在牙齿和牙龈的交界处，部分刷毛自然进入龈沟内；轻轻加压，牙刷在原位水平颤动6~8下，清洁牙齿颈部和龈沟内；牙刷垂直于牙面，向牙齿咬合面旋转，清洁牙齿表面；移动到下一组牙，以同样的方法进行清洁，清洁牙齿的所有侧立面；牙齿咬合面横向刷即可。

可能有人觉得奇怪，为什么要用45°角来刷牙呢？

这是因为，靠近牙齿根部和牙龈交界位置的细菌最多，而我们刷牙的主要目的，就是要去除这些细菌，只有这样45°角刷才能把细菌刷干净。

我最开始使用这种方法也觉得很不适应，但多刷几次就发现这样的刷牙方式刷到的不单是牙齿，还有牙龈都被刷毛刷到了！有的朋友就会担心这样会不会把牙龈刷坏，会不会刷出血呢？

这里我们首先要弄清楚一点，牙龈为什么会出血？

通俗点说就是因为牙龈周围脏了。脏了，会使牙龈发炎，发炎的牙龈就容易出血，容易出血的牙龈让你不敢刷，牙龈越来越脏，越脏牙龈越发炎进入一个恶性循环了。

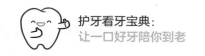

所以在这里郑重提醒大家，牙龈出血不可怕，要刷，越是出血的地方越是要好好刷，刷干净以后牙龈消炎了，自然就不出血了。

当然，如果你这么刷了一礼拜，还是出血不少，那说明有一些单靠刷牙去除不掉的脏东西粘在牙上了，你又需要去见你的牙医了。

掌握了刷牙方法也不是一劳永逸的，每天至少刷牙两次，早晨起床后和晚上睡觉前。

尤其是睡前这一遍刷牙最重要，因为我们刷牙的目的就是清除菌斑。而到了晚上，口腔内相对封闭，细菌在一个相对稳定的环境中会迅速滋生，所以睡前一定彻底清洁牙齿，否则早起闻闻自己的口气，你一定印象深刻。再想象一下，带着这种口气和别人说话，或者有这样口气的人和你说话……

所以，好好刷牙，一天两次，用巴氏刷牙法。

11. 什么是"可乐牙"，怎么预防

"可乐牙"可不是牙齿有多可乐，它实际上是青少年在长期摄入可乐等碳酸饮料后发生在牙齿硬组织的破坏性疾病，属于"牙齿酸蚀症"。在碳酸饮料中以可乐、雪碧等最为普遍，医生们就直接称为"可乐牙"。日常饮用的碳酸饮料、运动饮料、果汁等，是牙齿酸蚀症重要的危险因素。

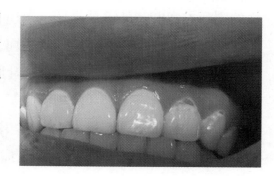

这三张图就是轻、中、重度"可乐牙"的临床实例。

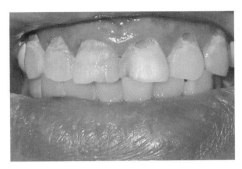 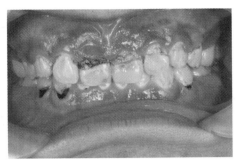

　　酸性食物对牙齿酸蚀的能力除取决于pH（酸碱度）大小，还包括酸在口中暴露的频率与方式。因此，pH越低的饮料，含在口内时间越久，对牙齿酸蚀的情况也就越严重。

　　若饮用酸性饮料，要注意控制摄入量和饮用频率；饮用酸性饮料时，应尽量避免含在口腔中太久，减少牙齿暴露在酸性环境中的频率与时间，如果能用吸管喝饮料则可以减少酸接触牙的机会。

　　饮用酸性饮料后应立即用清水漱口，避免立即刷牙。在吃过酸性食物后，立即用清水漱口可稀释饮料的酸度、清除酸在口腔中的残留；且应避免立即刷牙，以免引起牙齿表面受酸软化后，过度被磨耗。

　　可使用含氟的漱口水或含氟的抗敏牙膏防止牙齿敏感的发生。含氟的漱口水可立即使用；用含氟的牙膏刷牙应在1小时后。选择含有氟离子的专业抗敏及磨料较细的牙膏，在舒缓敏感的同时，可以满足日常的口腔清洁的功效。而且磨料细，摩擦系数低，以防止牙齿缺损及敏感继续恶化。

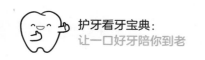
12. 我好好刷牙了，但我怎么知道是不是刷干净了呢

很多人是没有定期到牙科检查的习惯的，那么，怎么检查牙齿是否刷干净了呢?

这里教大家一个简便易行的方法，可以在家里自己做。

对照着镜子，直接用眼睛观察，牙面上是否有软软的白色或淡黄色的东西？医学上称为软垢。如果看着不直接，可以用比如牙签之类的东西在牙面上刮，看看有没有刮到软软的，黏糊糊的一团东西，是你口腔里无数的细菌"组团"吸附在牙齿上形成的，无法靠单纯的漱口去除，所以每天才必须刷牙。

这里要说明一点，牙菌斑一般是无色或黄白色的，非常不明显，这也是为什么口腔卫生总是被大家所忽视的原因之一，如果牙菌斑是明显的黑色，那么刷牙就无须任何人督促了。

再建议一种更加简便明显的方法，来检测刷牙效果，就是用"菌斑染色剂"，它可以把嘴里的菌斑染成醒目的红色：用一个小棉球，蘸上这种红色的液体，涂在牙面上再观察，如果刷牙刷干净了，那么牙齿就还是原来的颜色，如果还有牙菌斑残留在牙面上，这块区域就会被染色。

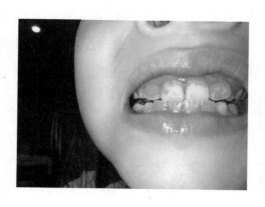

13. 买牙刷应该注意哪些方面？刷头选大还是选小？刷毛软的好还是硬的好

选一个合适的牙刷，对于口腔保护也是非常重要的。

首先，牙刷头应小巧，以便灵活地在口腔内活动，清洁到牙齿的每个细微的角落。

其次，刷毛应该柔软，而且要有适当的弹性。

再次，刷毛尖端表面要光滑圆润，这样就能轻松进入牙龈边缘以下和牙齿邻面间隙，在接触到牙龈时，牙龈才会感觉舒适，不会伤害牙龈。

此外，优先选择刷毛不易黏附物质、方便清洗干燥的牙刷。

如果选用不好的牙刷，使用时不仅会不舒服，长期使用甚至会给牙面、牙龈造成伤害，大家心理上也会对刷牙有抵触，自然而然就简单地刷几下了事，不愿意认真地将牙齿清洁干净。

这里还要提醒一下，很多宾馆里的一次性牙刷都是非常典型的劣质牙刷，尽量不要使用。如果你经常出差，最好是随身携带一把自己精心选购的优质的牙刷，千万不要贪图方便使用这些一次性的劣质牙刷，更不要把宾馆里的劣质牙刷带回家，反复使用。

14. 为什么刷牙要用牙膏？牙膏对牙齿真正的作用，你知道吗

我打个比方，牙膏就相当于你洗澡时的沐浴露，起到辅助清洁的作用。注意是"辅助"，主要清洁还是要靠一把好用的牙刷和正确的刷牙方法。

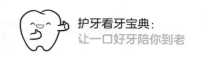
牙膏的核心成分是摩擦剂，常用的摩擦剂有二氧化硅和碳酸钙，这个不懂也没关系，你只需要知道，牙膏的基本作用就是使牙面洁净、光滑，并且去除色素沉着、菌斑沉积。

二氧化硅是比较高级的摩擦剂，所以选用牙膏的时候可以看看它的摩擦剂是不是二氧化硅（水合硅石）。

15. 买牙膏时要注意什么？广告里说的那些牙膏功效，真的有用吗

现在去各大超市不难发现，有很多带特定功能的牙膏，那么我们该如何选择？

其实想要分辨这些也不难，花样繁多的特殊牙膏，也不外乎以下四种：

含氟牙膏——防龋；脱敏牙膏——抗过敏；美白牙膏——美白牙齿；中草药牙膏——消炎止血。

"含氟牙膏"和"脱敏牙膏"被归类为"保健牙膏"，是在牙膏中添加一些活性功效成分，对于防止龋齿和缓解牙齿敏感有一定疗效，这类牙膏可以长期使用。

"含氟牙膏"是目前使用最广泛的。由于我国很多地区属于高氟地区，饮用水中的含氟量较高，造成了很多朋友的牙齿为不太美观的氟斑牙，所以大家有些"谈氟色变"。

其实，氟化物是经过科学验证，并得到公认的防龋的最有效成分，含氟牙膏就是在牙膏中添加了一定比例的氟化物，它可以促进牙齿表面的硬组织矿化。建议成年人长期使用含氟牙膏，这能够大大降低龋病的发生率。

有很多朋友担心小孩子用了含氟牙膏，会不会对身体不好，想方设法找到一些不含氟的儿童牙膏来给孩子用。这完全是错误的想法。

根据美国牙科学会的最新指南，建议从小朋友长出第一颗牙，就要开始使用含氟牙膏，3岁以内的用量可以减少，用米粒大小的牙膏就可以，这样即使小朋友吞咽了一部分牙膏泡沫，也是绝对安全的。3～6岁的小朋友的牙膏用量，就可以是黄豆大小了。这样可以有效地预防小朋友的乳牙发生龋齿。

鉴于牙膏科普的严重缺位，以及人们谈"氟"色变的传统心理，使得含氟牙膏在国内的认知呈现出与世界倒挂的局面，很多超市的导购员会"热心"给顾客推销各种无氟牙膏，老百姓也比较青睐，这一点非常非常不可思议！

还有一种保健牙膏越来越受到大家的关注，它就是"抗过敏牙膏"。

现在无论是年轻人，还是老年人，都经常出现牙齿敏感的症状。有的是因为牙龈退缩，有的是由于牙齿磨耗，富含神经末梢的牙本质暴露了出来，对冷热酸甜的刺激会特别敏感，出现短暂、尖锐的刺痛。

针对这些情况，"抗敏感牙膏"应运而生。顾名思义，这类牙膏里添加了一定量的抗敏感制剂，常用的有硝酸钾、氯化锶、氟化亚锡等。

这些成分能帮助阻断外部环境对牙齿的刺激，从而缓解牙齿敏感症状。这类牙膏长期使用不会对牙齿和人的身体造成伤害，必要的情况下，可以长期使用。但有一点，如果敏感非常严重，还是需要牙医检查，有可能需要补牙了。

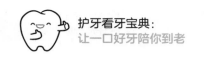
16. 电动牙刷变得流行了，这东西真的不是智商税吗

现在市场上有很多电动牙刷，有些价格高昂，有些价格比较亲民。很多人都有疑问，电动牙刷真有用吗？它比手刷强在哪里呢？

其实，最初设计的电动牙刷是为生活不能自理的残障人士准备的，发展到现在，电动牙刷的设计越来越时尚和智能，有些功能非常强大，能够带来更好的刷牙体验和感受。有很多科学的研究表明，电动牙刷相比手动牙刷效率更高。

当然，我们牙医之所以会建议患者使用电动牙刷，还是因为它的工作原理。有些电动牙刷是旋转刷头，模拟的是旋转刷牙法；有些电动牙刷是超声波振动，模拟的是 BASS 刷牙法，都是可以帮助无法掌握正确刷牙方法的患者好好清洁牙齿的。

需要明白的一点是，电动牙刷代替的是局部精细的刷牙动作，而牙刷的位置、刷牙的顺序、刷牙的时间等还需要由自己控制。

总之，电动牙刷简化了人手的动作，依靠刷毛的旋转和振动来清洁牙表面和牙缝，节省人力和时间。普通牙刷则需要人有意识地颤动牙刷，拂刷牙表面，手法要灵巧自如。一些老人、儿童手的灵活程度差，可以考虑使用电动牙刷。

17. 牙线是什么？用牙线不会把牙缝拉大吗

刷牙是最基本的护牙方法，但却远远不是护牙的全部。因为口腔里有很多部位、角落仅仅靠刷牙是不能完全清洁干净的。所以，后来就有了牙线这个口腔辅助清洁工具，这里我要说明的一点是，在牙齿清洁工具当中，牙线的地位是和牙刷同样重要的，二者密不可分。

　　牙刷，主要负责清洁牙齿表面及牙龈边缘的位置；而牙缝，我们称为牙齿邻面，用牙刷是怎么也清洁不到的，这就要靠牙线来清洁了。中老年人邻面龋相当高发，而且，中老年人因邻面龋发展致牙髓炎而接受根管治疗甚至拔牙，是中国牙病患者中极其普遍的现象。最关键的原因就是没有习惯用牙线，哪怕平时刷牙很仔细。

　　不过在建议患者使用牙线时，很多人也会担心地问我："徐医生，常用这个线拉牙齿，不会把牙缝撑大撑坏吗？"

　　其实目前，使用最广泛的制作牙线的材质主要有2种，一种是尼龙线，一种是丝线，它们共同的特征是由相互平行的非常细的纤维组成，在进入牙间隙时，会被挤压成为扁片，这样就不会把牙缝撑大，长期使用也不会引起牙齿移位、塞牙等问题。但要注意材质越好越硬的牙线，控制不当会划伤牙龈。

　　也千万不要把家里缝纫用的棉线当作牙线用，因为棉线纤维相对较粗，并且是编织成束的，在进入牙间隙时不会被压扁，还是保持原来的形态，因此会造成牙齿的不适，长期使用有可能造成牙齿移位、塞牙等问题。

　　市面上的牙线有两种形式：盒装牙线和支架牙线。

　　成卷的盒装牙线，每次清洁时取出大约20厘米长，将牙线两头缠绕在两只手的中指上，用大拇指控制，来回拉锯，轻轻压入两牙之间的间隙，缓缓进入牙齿和牙龈间隙，包绕牙根，来回拉锯的同时上下提拉，将牙齿间隙中的污垢清理干净。

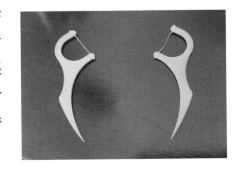

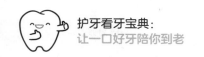
还有一种牙线棒，是两端固定在一个塑料支架上的，使用时手握塑料支架，拉动牙线进入牙间隙。

18. 听说经常用牙签会导致牙龈萎缩，是真的吗

曾经有一段时间，牙签非常流行，很多人饭后都会拿起牙签，放到嘴里摆弄几下，很多家庭里也都会在餐桌上摆上牙签筒。

但是，我们牙医一般是不建议大家长期使用牙签的，更多的是推荐牙线、冲牙器。

对于正常牙来说，把一个粗大的牙签插入到牙缝之间，一定会挤压到牙龈或者相邻的牙齿，长时间使用可能造成牙龈的退缩、牙齿的移位。我认为，中国人的口腔健康理念整体提升的标志之一，就是各餐馆酒店饭后提供的纸巾包里面，牙签已经被牙线棒全面替代了。

19. 冲牙器真的对口腔清洁有效吗？这东西是智商税吗

冲牙器可不是智商税哦，它可以辅助牙缝的清理，尤其是戴烤瓷牙、种植牙等修复体的人，还有长智齿这种邻间隙清洁有难度的人，特别还有正畸患者托槽等死角不易清理，这些人群都很适合使用冲牙器。临床上有相当多制作规范的烤瓷牙、种植牙，本来可以使用很长的年限，患者却因后期清洁维护欠佳而出现各种牙周问题，治疗上捉襟见肘，非常遗憾。

冲牙器最直观的效果，就是可以帮助去除藏在牙间隙部位的食

物残渣和软垢，比如牙缝比较大的，或者正畸患者的弓丝与托槽间、大型固定修复体的组织面等。冲牙器的工作效果很像小朋友玩的水枪，只是冲牙器会通过泵体对水加压，产生比玩具水枪更强劲的直线形或螺旋形的高压水柱。

并且冲牙器往往有设计精巧的喷嘴，这就让它有了指哪儿打哪儿的底气，冲牙器就是靠着这些精细的喷嘴，帮助高压水柱毫无障碍地冲刷到口腔的任何部位，包括牙刷、牙线、牙签不易达到的牙缝和牙龈深处。

所以在用餐后只要冲洗 1～3 分钟，就可以把牙缝里的食物残渣碎屑冲得干干净净，并且冲牙器的高压脉冲水流产生的冲击不会特别激烈，反而是一种柔性的刺激，这样的水流可能还有按摩牙龈的作用。

其实，无论电动牙刷还是冲牙器，只要选择正确并且使用正确，都可以高效维护口腔健康。在欧美发达国家，无论牙医还是民众，对它们的认可度远远高于国内，再加上国外定期洁牙的自觉性高，欧美人牙齿的整体健康状况也比国内要好很多。

20. 用了冲牙器我的牙龈居然出血了！冲牙器是不是对牙齿有害

当我看到有人给冲牙器差评并且原因是力量太大会导致牙龈出血的时候，我心里默默为这位买家感到遗憾。牙龈出血真的不能怪冲牙器，这是代表你自己的牙周不健康！有一句话是很正确的，身体没有哪个健康的器官会一碰就出血。

那么孩子刷牙时牙龈出血是怎么回事？是不是刷得太用力了？

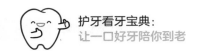
还是那句话，健康的牙龈不怕刷。除非是刷牙力量过大导致牙龈破了出血以外，刷牙出血常常是因为牙龈炎症引起。如果刷牙不彻底，脏东西长期留在牙齿与牙龈交界的地方，就会反复刺激牙龈，牙龈就会充血红肿发生炎症。而有炎症的牙龈只要一受力就会出血，并且不仅限于刷牙，有时咬硬物也有可能发生。由此可见，不管是大人还是孩子，刷牙出血多数情况下不是刷牙太用力造成，而是刷牙不彻底导致。

这里要提醒一下，冲牙器是对牙龈进行清洁的一种用具，所以使用的时候，要对着牙龈沟和牙缝间隙进行冲洗才能最大化冲牙器的效果，而不能单纯只冲洗牙齿。特别是做正畸的朋友们，冲牙器对不易用牙刷清洁到的托槽和牙面帮助会很大，强烈推荐！

21. 早晚都刷牙，为什么我还需要牙线、冲牙器

进食之后我们的牙齿缝隙里经常会塞进食物，即使是反复刷牙，也会因为刷毛无法进入缝隙，而没法去除这些食物。这些食物残渣就会在我们的牙缝里腐烂、发酵，所以才会有患者说，就算每天早晚刷牙依旧会蛀牙。而牙线和冲牙器的作用正是清除这些嵌塞在牙缝里的食物残渣，处理掉我们肉眼看不到的牙菌斑。

许多人的龋齿都是从两牙相邻的部位开始的，也就是从我们的牙缝处，正是由于牙缝隙这样的卫生死角长期没有清扫，以致细菌和食物长期存留，最后形成龋齿。而牙线与冲牙器就是清洁这些卫生死角的有效工具。因此，我们牙医才会强烈建议大家使用牙线与冲牙器。

22. 我用了冲牙器可以不去门诊洗牙吗

　　冲牙器的确可以起到抑制牙结石形成的作用，但就像我们生活里烧开水的开水壶，哪怕是经常用水冲刷，时间长了也会形成厚厚的水垢，需要我们用刷子或者加醋清理干净。

　　我们使用牙线、冲牙器等辅助工具也一样，哪怕每天只有一点细菌残留，细菌和软垢也会慢慢累积，长此以往就会形成非常坚固的牙石。而这些坚固的牙石单靠刷牙是清洁不了的，如不及时清洁还可引起很多的口腔问题，而牙结石就是引发牙周病的主要原因。所以，这个时候，我们就要找专业的医生来洗牙。因此，刷牙不能代替洗牙。我们应该每半年到一年去医院做一次口腔检查，如果积存了牙石，就应该及时洗牙。

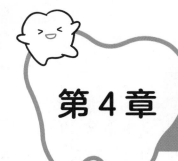

第4章　牙龈出血、牙周炎

★ 引言

牙周炎可以说是口腔健康的"头号杀手"，对人类健康使出的"温柔一刀"虽不致命，却足以让大多数人后半生的生活质量遭遇"滑铁卢"。生不如死谈不上，但一定会苦不堪言，追悔莫及。

牙周炎的危害本是可以避免的。早期干预和行为改变，基本上可以避免晚期牙周炎导致的"无牙"窘境。如果早期牙周炎患者拒绝治疗，忽视口腔卫生管理，那么最终可能导致全口牙不保。

最关键的是，每一个人都有可能得牙周炎。

而糟糕的是，现行阶段，绝大多数人连牙周炎是什么都不知道，就更别提在牙周炎、牙龈炎早期，出现牙龈出血时能马上就医、尽早治疗了！而这往往导致患者错过了最佳的治疗时间，若到了中、晚期花钱都不一定有用！

那么，到底什么是牙周炎？

为什么我说，看似不起眼的牙龈出血，有可能是牙周炎给你敲响的警报？

牙周炎的早期症状有哪些？什么时候非得去医院不可，不然就保不住牙了？

得了牙周炎，甚至还会遗传给孩子、传染给家里人吗？

口腔科医生一听就连连摇头表示惋惜的牙周炎，有什么治疗办法？牙周炎据说不能治愈，是真的吗？

往下看，相信大家看完，就能规避许多人躲不过、要花钱、费精力去治疗的牙周炎。

📖 故事

这次的故事，先不讲牙龈出血和牙周炎，来讲讲"上火"。

我加的微信群比较多，无论哪个群，里面可能没有几个医生，但一定会有几个"中医调理""经络排毒""艾灸理疗"的 ID，基本上所有的群里都不缺这些人。在这些人嘴里，中国人，男均肾虚，女均宫寒，男女均湿气重，成人均上火，娃均积食，民均需排毒……

中医是否有效，理论是否能被实验证实，各人自有个人的看法，在此，我按下不谈。

但是，以上所说的宣传，导致拒绝牙医诊治方案、认为"牙龈出血"就是脾虚上火的患者，在二十年来的诊治生涯中，我见的不在少数。

以牙龈出血为例，有多少人还在被"牙龈出血就用某某药牙膏"的广告词所蒙骗？作为一位口腔科医生，每当接诊那些长期依赖各种止血牙膏而使牙周炎迁延直至晚期的患者，总有一种深深的无奈。

我们国家人口众多，人口数量上的优势导致海量的牙周炎患者催生了"神药"广告铺天盖地，且不说它们没有循证医学支持，就算是通过循证验证的临床常用药"派丽奥（盐酸米诺环素软膏）"，也仅仅是在通过牙周治疗去除牙菌斑、牙结石以后的辅助用药。没有哪种"神药"能根治牙周炎，"西医治标，中医治本"的理念用于牙周炎的治疗可以说是毫无科学性。

需要说明的是，牙周炎不是上火，治本的方法不是祛火，不是各种"牙周宁""口炎清""牙周康"、洁齿液、蜂胶、固齿膏……

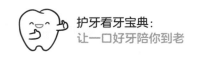

更不是各种药物牙膏,而是控制、清除牙菌斑。

在口腔科上夜班时,接诊的牙龈急性出血患者实在是太多了。有一例印象十分深刻:当时是半夜,我在值班,正躺在床上,突然被门铃吵醒,一个老人,手里拿着一个红色的塑料袋,装满了沾满血的卫生纸,老人用卫生纸捂着嘴巴,指着嘴巴,却说不出话来。

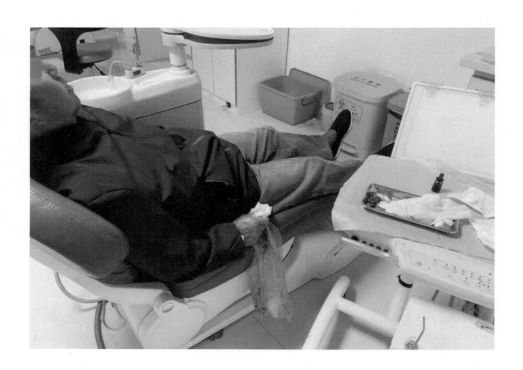

这一幕对于普通人来说看似恐怖、惊悚,但其实所有的三甲医院口腔全科医生,对这样的病例都司空见惯。此患者是急性牙龈出血,出血大半天,因在当地止不住血,这才转诊过来。一袋子吐血的卫生纸,装满了扔在外面,又在诊室换了一个袋子继续吐,看着出血很多,但远达不到休克的程度。

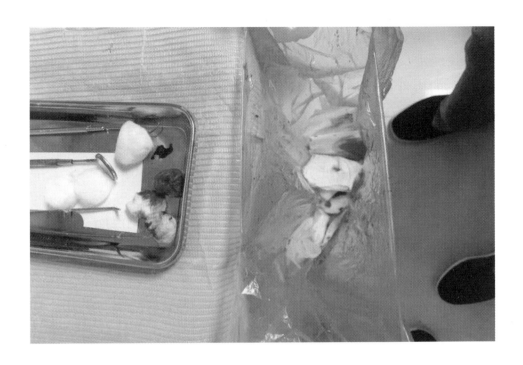

　　这种急性牙龈出血，尽管来势汹汹，但处理起来也很简单，半粒米大小的碘酚棉球往牙龈上一塞即止，费用也就二三十块钱，再回去消消炎，这一次也就过去了。但这并不是治愈，不知道什么时候会再发病而来止血。

　　医院的紧急处理，就算做到极致，也不过如此了。牙龈出血，进行止血操作，往往止得了一时，止不了一世。如此的病例，多半是来源于牙周炎，临床表现为全口重度牙结石、口臭、牙齿松动，患者多数是没有相关的口腔知识，口腔健康宣教也鲜有成效，接受牙周炎序列治疗配合度极低，连基本的洁牙都不接受。我们牙医只能一次次在出血时进行临时紧急处理，此类病例屡见不鲜，尤其是上夜班时！这个病，是民众的口腔保健知识匮乏、健康素养不高造就的，我能做的，便是凭借一己之力推广牙科深度科普，呼吁大家

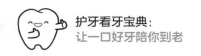
重视口腔健康。

我经常反思一个问题，为什么牙周炎、牙龈出血作为一种如此高发的慢性病，却不能引起大众的关注与防范？我想了很久，发现可能有一个重要的原因，就是这个病的名字叫得太温和了，"牙周炎"一听上去就是个无关痛痒的病，如果能按疾病的真实状况命名，叫"牙周骨腐蚀症"，那估计很多人都会重视它了。毕竟，患者去口腔科就诊时得到这种诊断，得知自己得了这么重的病，比起得知是"牙周炎"来说，心态会截然不同，后期对疾病的关注程度也会不同，愿意接受规范化治疗的患者比例一定会大大增加。

另外就是民众对牙结石的知晓率太低，很多牙周炎患者就诊时表示从未听说过"牙结石"这个概念。按道理讲，肾结石、胆结石、牙结石，最初对于民众应该都是同样陌生，为什么到后来，肾结石、胆结石的概念逐渐深入人心了，而发病率更高的牙结石，却远远没有被民众知悉？

我分析了一下原因：近几年不算，往前倒带，几十年中，受众最广、最高效的宣传传播途径是电视，早些年铺天盖地的有关肾结石、胆结石根治性疗法的电视广告，无论是各种宣传的神奇药物，还是一些靠广告营收的私人医疗机构，"一治就好"的各种轰炸效应，无形之中让大家都知道了肾结石、胆结石这些概念。

而牙结石，就没这种命，没有受到当时媒体的青睐。试想一下，如果牙结石概念普及开来，就会带动洁牙、洗牙等相关口腔健康知识的普及，有可能会影响各种消炎止血牙膏的销售。这可能也是一种间接的作用。

我在微博、微信以及其他网络平台，坚持不懈地撰写牙科深度科普系列文章，包括写下这本书，都是为了让大家对牙病有全方位的认知。在此，我也再次向大家呼吁"牙齿疾病的预防胜过治疗"的重要性！你不善待牙齿，牙齿就不会善待你！

这一章，我将作为全书的重点章节来写，为了让大家不要轻视牙结石和牙周炎的危害，我先附上几个晚期牙周炎拔牙的病例视频，这些病例在口腔科屡见不鲜。注意：心理素质不是很好的读者谨慎扫码观看。

视频 4-1　视频 4-2　视频 4-3　视频 4-4

💡 科普

1. 牙龈总出血是因为上火吗？一刷牙就出血是不是最好别刷牙

一位患者的网上问诊让人哭笑不得："前几天牙龈出血，一直出到现在，不知道什么原因。以前刷牙经常出血，所以很少刷牙。"

这位患者，把牙龈出血怪在了刷牙上，以为是刷牙导致的牙龈出血；不刷牙，牙龈就不会出血。因此，放弃了口腔保健最重要的

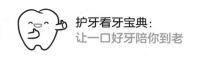

方法——刷牙。

这不是个例！每次看到这种话与病例，作为口腔科医生的我深感痛心。

大部分人会觉得，牙龈出血的原因是牙刷毛太硬、刷牙太使劲儿、牙膏用得不对、上火、缺维生素……

总而言之，都认为是外界因素导致的牙龈出血。

可大家有没有想过，为什么别人刷牙不出血？你牙龈出血，会不会是因为你的牙龈本身出了毛病呢？

正常的牙龈，是坚韧且有弹性的，呈现出淡淡的粉红色，紧密地覆盖在牙颈周围，即使是用力刷牙或者吃坚硬的食物，都不会轻易出血。

当它出血时，就代表你可能患上了牙龈炎。出血只是最早期的一种表现。

那么，牙龈为什么会发炎？又为什么会出血呢？

简单来说，就是牙没刷干净，大量的牙菌斑堆积在牙颈部和龈缘处。细菌释放毒素，刺激牙龈产生炎症反应，牙龈要调动更多的血液，通过白细胞、吞噬细胞等来与病菌作斗争，牙龈就会表现为红肿、脆弱，刷牙时牙刷碰到牙龈就会出血。这种状况在普通人群中的发生率大到惊人。

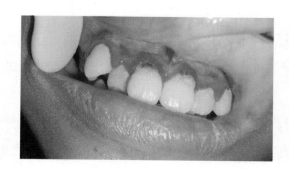

当有食物残渣嵌塞在牙缝时，会进一步加重牙龈的炎症。于是，可能会出现咬苹果之类的硬物时牙龈频繁出血。

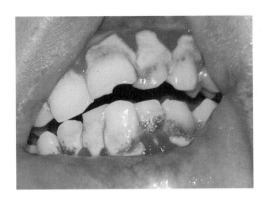

当牙菌斑在牙齿表面形成后，如果不及时清除，就会逐渐硬化，形成牙结石。牙结石多位于牙体与牙龈的结合部位，质地较坚硬，牙结石表面更易于牙菌斑附集，对牙龈产生持续的刺激作用。正常的牙龈受到炎症的刺激，其中的毛细血管增多、充血，牙龈颜色变暗，当其受到刺激时，牙龈就容易出血。

再发展严重，牙龈还会自发出血，出血量也会随之加大且不易停止。这时，很多人才会觉得牙齿出了问题，该去看医生了。

可惜，这时候才去看牙医，已经太迟了，牙周炎多半已经形成，治疗不再简单。

2. 牙龈出血不是很常见吗？我家里人都有牙龈出血，为什么牙医把牙龈出血说得这么严重

牙龈出血，可以说是最常见的口腔问题。由于太过常见，并且不疼不痒，所以很多人以为，这压根儿不是什么病。

但请仔细想一想，我们身体上的任何一个部位出血，都不应该置之不理。那为什么，却唯独把牙龈出血当成是正常的呢？

事实上，如果牙龈出血，就说明得了牙周病。

牙龈之所以出血，是因为我们的牙龈处于炎症状态。只是这种

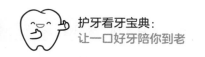

炎症是慢性炎症，区别于急性炎症的肿胀、疼痛，慢性炎症没有明显症状，但这并不代表疾病不严重。

实际上，不只是牙龈出血不被患者当回事。牙周炎在发展的过程中，几乎一直都以这种不声不响的形式逐渐恶化，因而往往被患者忽视。

到了牙周病晚期，牙齿松动的时候，很多人会很无辜地说："我的牙从来没疼过，怎么就留不住了呢？"

大家可千万不要被表面上不疼不痒的假象所迷惑。

牙齿既可以轰轰烈烈地经过无数次牙疼最终崩解而亡，也可以被悄无声息的牙周病带走，不带一丝痛苦。

此外，牙龈出血还会增加患其他的全身疾病的风险，如糖尿病、心血管疾病、肺炎、阿尔茨海默病、风湿性关节炎，等等；或预示着身体其他部位有疾病存在，如白血病、血友病、再生障碍性贫血等。

大家要根据自己的情况认真分析，必要时寻求牙医的帮助。看到这里，希望你和你的家人朋友，如果有牙龈出血的症状，可千万别再不当一回事。

3. 我的牙龈有时候出血，有时候不出血，这是为什么

牙龈出血的原因有很多，列举如下。

（1）损伤性出血

牙刷的刷毛太硬、用牙签剔牙、牙线使用不当、吃过于坚硬的食物，甚至把牙齿当工具来开啤酒瓶盖等，都会使牙龈受伤，从而

出现牙龈出血。

（2）局部原因引起的牙龈出血

常见于牙龈炎和牙周炎的患者，由于不经常刷牙，或刷牙方法错误，牙齿没刷干净，导致牙龈边缘菌斑堆积，形成牙结石，刺激牙龈发炎、肿胀、充血。

轻者在刷牙、吮吸、咬硬物或剔牙时出血，重者在轻微刺激或没刺激时也会出血。

此外，在发炎、高热导致牙龈组织血管结构发生改变，或假牙不合适、食物嵌塞、牙周损伤等，都可造成牙龈出血。

（3）全身性疾病

牙龈出血，还是一些全身疾病的临床症状之一。它对相关疾病的诊断有一定的帮助，治疗也要特别小心。

比如坏血病，是一种缺乏抗坏血酸（维生素C）所致的，全身性出血性疾病。牙龈出血是该病的典型症状。

再比如，各种血液系统疾病，如白血病、血友病、血小板减少性紫癜、再生障碍性贫血等，常表现为牙龈出血或拔牙后出血不止。

遇到这些情况，一定要请内科医生详细检查，找出引起出血的原因，对症下药，千万不要不当回事。

（4）体内激素变化引起的牙龈出血

青春期、女性月经期、妊娠期的内分泌变化，也会增加牙龈出血的概率。这些变化增加了牙龈对于菌斑的敏感性，但归根结底，罪魁祸首还是菌斑。这种出血症状一般会自愈，只要坚持良好的生活习惯，坚持清除牙齿表面的菌斑待身体恢复正常或菌斑量降低后，牙龈出血情况便会消失。

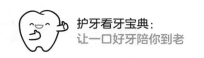
4. 牙龈出血有必要挂号看牙医吗？会不会有点小题大做

最初发现刷牙出血的时候，其实就是身体在提醒我们，牙齿可能出问题了，该去看牙医了。

如果治疗及时，牙龈完全可以恢复到之前的健康状态。关键是，得及时、彻底地去除牙菌斑、牙结石这些刺激牙龈的有害因素。

那怎么做呢？

首先，是定期去口腔科洗牙。

牙医会用专业的超声波洁治器，把牙体上的牙结石清洁干净。一般在治疗一周后，刷牙出血的情况就会缓解甚至消失，牙龈炎症会逐渐消退，牙龈就有机会恢复到健康的状态。

但当牙龈炎已经发展为牙周炎，除了牙龈出血，牙齿还开始出现松动，仅仅定期洗牙已经无法根治病变，只有采取刮治、牙周治疗或牙周手术，才能缓解病症。现行阶段，需要做牙周刮治术的中老年人是海量般的存在，而对此一无所知、从不看牙的人，也是海量般的存在。这就使得最终去口腔科就诊时，基本上是牙齿摇摇欲坠的时候。

其次，要养成良好的口腔卫生习惯，坚持早晚正确刷牙，使用牙线，饭后漱口，清除食物残渣，可减缓牙垢和牙结石的形成。

第三，在体内激素变化时期，注意调节饮食作息，保持心境平和，让身体保持在最佳状态，更为重要的是，这个时期更要重视对菌斑的清洁。每天正确刷牙，使用牙间隙刷、冲牙器和牙线，能有效避免牙龈出血。

5. 得了牙龈炎，不去看，自己会好吗

在牙龈炎早期，牙龈的感染，只产生一些轻微症状和疼痛，因此，许多人并没有意识到他们已经患有牙龈炎，或者觉得是小病，自然就会好。

但事实并非如此。如果我们没有在刚刚出现牙龈出血的时候及时治疗，就会导致牙菌斑更多地堆积在牙龈缘，肿胀的牙龈更利于细菌的躲藏，导致恶性循环，牙龈炎症会逐步加重，导致牙龈萎缩，牙齿晃动。

而且如果等到出现这些症状以后再治疗，即使牙龈炎症消退，也很难完全恢复到真正的健康状态。而且此时仅靠洗牙也不能解决问题，还需要更深层次的治疗。

一旦牙龈炎发展成为牙周炎，牙周袋（牙齿与牙龈之间的浅袋）中被细菌和食物残渣填满，这时身体的防御系统就开始工作。白细胞是主要的防御细胞，当它死亡过多时，就会导致脓液的形成，这时我们会发现牙龈溢脓，有时会有脓肿形成，它会快速破坏牙龈和牙周支持组织，使得牙齿松动。

因此，我们平时一定要注意观察牙龈的状态，一旦出现牙龈出血，就要及早去找牙医进行治疗，不要贻误治疗的时机。

6. 怎么判断自己是不是得了牙龈炎

（1）观察牙龈的色泽、质地以及有无出血等表现

正常牙龈呈粉红色，质地柔韧致密，表面存在点状色彩。而出血是牙龈炎症的重要特征。

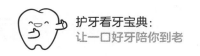

（2）受外部刺激出血

如果牙龈进食、刷牙、触碰时容易出血，即提示牙龈炎可能存在。如果出现牙龈自发出血，可能病变已不仅限于牙龈炎的阶段，或有牙周炎表现，或是全身系统性疾病在口腔的表现。

（3）口臭

很多有口臭的人认为自己存在肠胃问题，殊不知，很多情况下是牙龈或者牙周组织发炎所致。

7. 牙龈炎怎样预防和治疗

牙龈炎的预防和治疗，说来很简单，前面我说过，牙龈炎是由什么引起的？牙菌斑。因此，除去病因，消除牙菌斑，即可取得明显效果。病情轻者，常可用洗牙以彻底清除牙结石，控制菌斑，防止牙龈红肿。发生牙龈增生者，则需施行牙龈成形术，即切除部分牙龈，恢复牙龈生理外形。

经过上述治疗，牙龈炎症消除和牙龈形态恢复后，为保持和巩固疗效，必须坚持每天认真刷牙，推荐巴氏刷牙法，彻底清除牙菌斑。

如果不能坚持巴氏刷牙法，建议大家用电动牙刷，此外，还应当搭配冲牙器、牙线等牙齿清洁工具。

每半年到一年接受一次专业的洁治术（洗牙），及时到口腔科由医生清除口腔内的牙

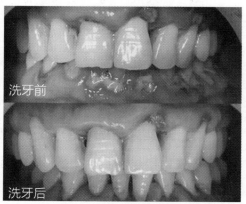
洗牙前
洗牙后

垢和牙结石。但切忌自己用刀或利器去刮牙齿和牙龈，以免造成伤害。绝对不推荐自行购买洗牙器在家自己动手（do it yourself, DIY）洁牙，一定要寻求医生的专业洁治。

8. 孩子小小年纪就牙龈炎，该怎么办

孩爸孩妈们，你们知道吗？2005—2007年第三次全国口腔健康流行病学调查报告显示，12岁儿童的牙龈出血检出率为57.7%，牙结石检出率为59.1%。看了这样的数据，也许有不少人会认为小朋友牙龈出血是正常的，因为牙龈嫩，所以刷牙或者咬硬物碰到就很容易出血；也有人会惊诧，小孩子怎么会有牙结石？这些观点正确与否？如何解释牙结石的疑问？请听我细细道来。

儿童为什么会得牙龈炎？首先，儿童的牙龈薄、角化差，受到细菌感染或外伤后，比成年人更容易发生炎症。第二，儿童换牙期间牙列的暂时性不齐、新牙的萌出，也使得食物残渣不易被清理，从而刺激牙龈。

儿童异于成人的饮食特点，以及儿童的不良口腔清洁习惯等，都提高了儿童牙龈炎发生的风险。

另外，青春期的孩子由于体内激素水平的变化，牙龈组织对同等刺激的反应更加强烈，会产生较明显的炎症反应。

以上这些原因就是儿童人群中牙龈炎高发病率的主要因素。平时只需多让孩子保持口腔清洁卫生，去除刺激牙龈的食物残渣和细菌，必要时请牙医进行特殊的清洁，牙龈炎通常就可消除。

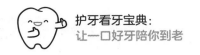

9. 哪些人群容易得牙周炎

总体而言，除了少数侵袭性牙周炎患者（他们受遗传和系统疾病因素影响，即使认真刷牙，也容易患牙周炎）之外，任何不认真刷牙、无视菌斑和牙结石危害以及不重视牙龈炎治疗的人，都极易患牙周炎。

同时，有几类易感人群值得高度重视：孕妇、吸烟者、糖尿病患者和牙列不齐者。

妊娠本身不会引起牙龈炎症，只是由于妊娠时性激素水平的改变，使原有的牙龈炎症加重。随着分娩后激素水平回归正常，牙龈炎整体上会减轻，但如果不彻底清除牙石和菌斑，仍会有局部牙周炎产生，那种"生一个娃，掉一颗牙"的说法，根本原因仍然是口腔卫生状况差，牙菌斑控制欠佳。也就是说，它并非必然现象，完全是可控的。

吸烟是牙周炎的重要易感因素，吸烟者的口腔卫生状况一般较差，烟斑更易于沉积菌斑，牙结石量普遍高于非吸烟人群，而且烟雾中的化学成分会对牙周组织造成慢性损害，长期抽烟的人成骨细胞活性降低，牙周组织血供减少，牙槽骨萎缩加速，这些因素综合起来造成牙周炎进展快且治疗难度加大。

糖尿病和牙周炎则是双向影响，目前的研究已经证实牙周炎成为糖尿病的第六大并发症，同时牙周炎症对糖尿病的代谢有负面影响，形成恶性循环。糖尿病患者牙周炎控制难度比烟民更大，多数人就诊以重度牙周脓肿为主要症状并伴强烈口臭，半数牙甚至全口牙松动者屡见不鲜。

如果一个重度吸烟者得了糖尿病，即意味着全口牙丧失逐渐走上日程。能够同时做好控烟、控血糖、控制口腔卫生"三控"的自律者，属于稀有人群。

10. 什么是牙龈瘤？怎么治疗

牙龈瘤是发生在牙龈乳头部位的炎症反应性瘤样增生物，因为无肿瘤的生物学特征和结构，所以它并非真性肿瘤，但是切除后容易复发。较小的牙龈瘤与瘘管的表现相似，一般 X 线影像学可以鉴别诊断。

牙龈瘤病因多是由于牙菌斑、牙结石、食物嵌塞以及不良修复体的长期刺激，牙龈组织局部形成反应性的增生物。牙龈瘤和"瘘管"容易混淆，需要医生鉴别诊断。"瘘管"在下一章详细讲，这些图片均为牙龈瘤病例。

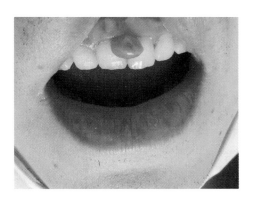

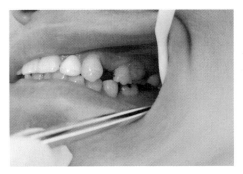

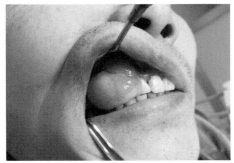

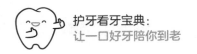

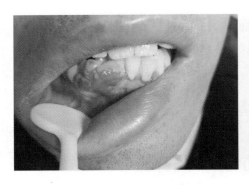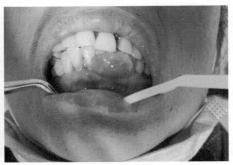

另外，女性在孕期因激素水平发生变化，容易发生妊娠期牙龈瘤。通常始发于妊娠第 3 个月，迅速增大，色泽鲜红光亮或暗紫，质地松软，极易出血，甚至会覆盖牙齿的咬合面，影响咀嚼。而在分娩后会缩小或停止生长。所以备孕的女性一定要做好口腔检查和清洁，并在整个孕期注意口腔卫生的维护。

牙龈瘤治疗方法：去除一切局部刺激因素，如牙菌斑、牙结石、不良修复体等。患者一定要认真地做好菌斑控制和必要的维护治疗，严格控制菌斑是治疗的关键。对于较严重的患者，如牙龈炎症肥大明显、龈袋有溢脓时，可用 3% 过氧化氢溶液和生理盐水冲洗；对于孕妇，也可使用刺激性小、不影响胎儿生长发育的含漱液，如 1% 过氧化氢溶液。

经牙周治疗后牙龈的炎症和肥大会明显减退，而对一些体积较大的牙龈瘤，则可在彻底清除局部刺激因素后考虑手术切除。将瘤体组织连同骨膜完全切除，并刮除相应部位的牙周膜防止复发。如有复发仍可再行手术，但如复发次数多，即使病变波及的牙齿无松动，也应将牙拔除防止再发。

11.　牙周炎该怎么预防

能长期有效地控制牙菌斑即能预防牙周炎。

首先，早晚正确地刷牙是必要条件。其次，每半年至一年进行一次全口洁牙（超声洗牙）是重要的辅助手段。记住，定期洗牙并不是针对牙周炎患者，而是所有人！洗牙能高效地清除牙菌斑、牙结石，维持牙龈健康状态，将牙周炎的始动因素消灭于萌芽状态。

另外，对于牙周炎易感人群，牙龈未退缩者可以使用牙线或者冲牙器（水牙线），牙龈退缩者需要掌握牙间隙刷（牙缝刷）的使用以及冲牙器辅助护理。

12.　得了牙周炎怎么办

牙周炎比早期单纯的牙龈炎治疗要复杂得多，治疗花费不在一个档次，疗效也因人而异，因为涉及个人长期的口腔卫生管理与维护水平的差异，这也是我竭尽全力呼吁预防胜过治疗的原因。

在治疗方案上，龈上洁治仍然是基础治疗。龈上洁治就是我们常说的洗牙，用超声洁牙机把牙龈周围的牙结石清理干净。去除了致病因素就可以治疗牙周病，让牙龈恢复色粉质韧的健康状态。

更严重一些的牙周病不仅在牙龈周围有牙结石和菌斑，在更深部的牙周袋也有牙结石和菌斑，这就需要用特殊的器械伸到牙龈下面刮除牙根表面的结石和菌斑，称为龈下刮治。

总的来说，牙周治疗的方法与刷牙是一样的原理：把牙龈周围的脏东西彻底清理干净。当我们自己或父母患有更严重的牙周病该怎么办呢？牙齿出现松动，甚至移位，牙齿出现间隙，牙齿缺失，

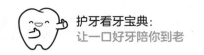

这时我们需要接受系统性牙周治疗，比如牙龈翻瓣术、松牙固定术（临时或永久固定）等手术方式与手术时机的选择，牙周炎不同分期的不同处理，因为过于专业，除了牙周专科医师以外的其他牙医很多都从未涉足此领域，在此不再详述。右侧展示龈下深度洁牙以及部分刮治的视频。

视频 4-5

13. 据说一旦得了牙周炎，是治不好的，这是真的吗

这是错误的观念，应该说，牙周病很容易复发。为什么呢？

在进行牙周病的治疗时，医生会很用心地帮你把牙结石刮干净，但刮完之后牙根就会裸露在外面，三角缝很大，平时不容易刷干净。于是，医生就会教你用特别多的工具和步骤来刷牙，比如用牙间刷刷牙齿邻接面，用单束毛牙刷刷侧面，还要用冲牙器、漱口水、药物牙膏等。

即便如此，也无法保证每个人能把牙齿刷干净。因为，这些方法虽然医生都会教，但是如果患者手不灵活或者是刷牙时根本没有用心，只是觉得自己刷到了或者刷牙的时间不够，那牙齿怎么可能被刷得干净呢？结果就是细菌很容易累积在牙齿上，牙周病就容易反复发作。

牙周病到底有没有办法根治呢？答案是肯定的。牙周病的治疗方法因人而异，只要还在能处理的黄金时间内，接受正确的治疗技术与正确的牙医，都能够治愈。

每个人的免疫系统都有控制一定量细菌的能力，只要把细菌，尤其是牙周致病细菌控制在阈值量以下，就能让牙周组织长期保持

健康稳定。所以，牙周治疗后，需要坚持定期复诊检查、定期洁牙，这在专业术语里叫作"牙周维护"。北欧学者 Axelsson 曾经在2004 年报道过一项历时 30 年的跟踪研究：接受了牙周治疗的 257位牙周炎患者，坚持定期维护 30 年后，在这 30 年里总共牙齿丧失数量只有 173 颗。其中大部分牙齿被拔除的原因并非牙周炎进展，而是根管治疗 / 桩冠修复之后出现的牙根折裂。真正由于牙周炎进展原因而拔除的牙齿只有 9 颗。所以说，定期维护至关重要。

牙周炎，所谓"穷易得，富易愈"，怎么理解呢？首先，这个穷并不仅限于经济层面，还有精神层面，即不具备获取口腔健康知识的能力，不知道口腔卫生管理，精神与知识上的贫穷，所以"穷易得"。为什么"富易愈"？同样，不仅仅是物质层面富余，还有精神层面，包括对牙周炎的认识、对专科牙医的信赖、对治疗的依从性，对牙周长期维护的自觉性，各方面素养都具备，缺一不可，这就是富有！那些腰缠万贯而最终因牙周炎导致"一望无牙"的人，简直太多了。

14. 为什么牙周炎的后果这么严重，却迟迟得不到大家的重视呢

前面我说过，可能是因为"牙周炎"这个名字太温和了，当然这不是主要原因。牙周炎的治疗其实是个非常沉重的话题。这种沉重，既有患者因素，也有医生因素，需要分开来谈。

首先说说患者因素，主要是患者观念与意识普遍较差。我在临床接诊的牙周炎患者，很多人在说完病史后，就开始询问："医生，这个吃什么消炎药最好？"再次强调，牙周炎不是上火！治本

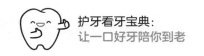

的方法不是祛火消炎，而是控制牙菌斑。

再谈谈医生因素。目前，我国庞大的牙周炎患者数量和较低的牙周专科医师数量是一对看似尖锐、实则平稳的矛盾。保守统计，十个牙医里面可能只有一个牙周专科医师，或者更低。

为什么这么少？

原因之一是牙周病就诊率低。很多患者固执地长期依靠药物或牙膏，或认为牙周炎不是大病，能拖就拖，拖到牙松动了再拔了镶新牙也无所谓。

原因之二是转诊率低。除了幸运地首诊于牙周专科医师以外，大量患者看牙，更多的是首诊于其他牙医，这就涉及是否转诊的问题，医生的主观意识和患者心理不一定相同。有的牙医直接转诊，而患者却不愿花时间与精力赴上级医院牙周专科治疗，这种情况并不少见。反馈至医生后可能造成其缺乏转诊的主动性，或者医生更多地去凭直觉判断，从患者牙周炎的程度判断其口腔卫生管理能力，治疗依从性甚至经济能力再决定治疗方案及转诊。

一个无奈的现状是，牙周炎患者普遍伴随口腔卫生意识低下，也很难有主动去获取口腔健康知识的能力，同时经济状况欠佳，更准确地说是缺乏投资口腔健康的意愿。

尤其是，由于牙周炎患者自身的懈怠，很多是在急性牙周脓肿发生时才就诊，而此时无论看哪个牙医都会给予消炎对症处理，这本身无可非议，但消炎后待牙周脓肿消退了，能坚持跟踪治疗的人并不多。

牙周炎患者的就诊率低，还有一种观念非常普遍——等牙全部掉光了再镶一口假牙。

殊不知，全口活动义齿，功能比天然牙相差一大截，咀嚼效力并不高，使用也不方便。当然，全口种植义齿也是一种选择，可以较好地恢复咀嚼功能，然而价格太高，并不是每个无牙患者，都拥有"口腔里开一辆奔驰"的财力。

相比之下，牙周炎的预防比起治疗来说，简单、高效而廉价。正确地早晚刷牙，定期洗牙，以及果断戒烟，为什么不能深入每个人的心里呢？在一些发达国家洗牙被列入医保项目，对于政府来说，确实是一笔不小的投入，但是国民健康收益却极其显著。我国目前连口腔医学科普都难以深入基层，而基层人群更容易接受各种神药牙膏的宣传，也容易接受诸如"洗牙会把牙齿洗松、洗出缝"的伪科普。相信不远的将来，随着国力的发展，洗牙也会列入医保项目。

15. 很多人说洗牙把牙齿洗坏了，洗得更加敏感了，洗出缝了，甚至洗松了，这个怎么解释

几乎所有的牙周炎晚期患者，在病情恶化、进展之前，都安然自在，吃嘛嘛香，除了长期口臭、塞牙、偶发牙龈肿胀出血以外，与正常牙齿几无差异。牙周炎患者尤其是重度吸烟者的牙齿，在一定阶段主观不适感并不明显，有些患者虽然牙槽骨吸收导致腭侧牙根严重暴露，但牙齿却比较稳固，这种看似很抗造的牙周炎牙齿，一旦快速进展，基本就是"兵败如山倒"，一颗一颗相继松动脱落。预防的方法就是定期洗牙、刮治、根面平整等牙周治疗，而这些治疗的确会造成各种不适。

牙周治疗带来的不适感，主要包括牙齿敏感、牙缝变大变稀、牙齿松动三方面，而这也是造成民众不愿意洗牙的主要原因。但

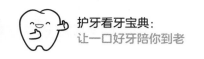

是，不愿意洗牙是成年人晚期牙周炎失牙的主要原因。这就形成了一个既尴尬又无奈的局面。

无论是洗牙还是刮治，大概率会出现牙齿敏感，刮治尤甚。牙结石洗掉了以后，由于牙齿对冷热刺激少了一层阻断物，就会变得相对敏感，但多半会在一两周之内缓解，因牙釉质再矿化而自动修复。洗牙或刮治后，出现那种特别长期的敏感，是牙周炎牙龈退缩、牙骨质暴露的结果，需要进行多次脱敏治疗以及坚持使用脱敏牙膏；也有可能是根面龋导致的，必要时龋齿充填。

洗牙后牙缝变大、变稀，也是牙周炎牙龈退缩者的常见结果。为什么洗牙之前没有呢，其实，洗牙之前这些牙缝就是那么大、那么稀，但是由于它们被牙结石填满，所以人们感觉不到。

洗牙后最常见的牙面粗糙感，一般一周左右就会好转。还有舌抵前牙感觉舌尖要从牙缝挤出来，那种很不爽又很过瘾的样子，都很正常。

如果洗牙、刮治后出现特别明显的牙缝黑三角，只能说是牙周炎太严重，如果不洗不刮，让牙结石充当牙缝填充物，牙齿短期内可能不会松，但牙周炎快速进展至掉牙也为时不远了。

临床上我们的确见到有些中老年人，重度牙周炎，牙结石堆积成一片，像支架一样支撑着摇摇欲坠的牙齿，起到了牙周夹板固定的作用，患者反而感觉不到牙齿的松动。这种情况下如果洗牙、刮治，失去牙结石支撑而变得松动，必然给患者一种"洗牙把牙齿洗松了"的错觉。

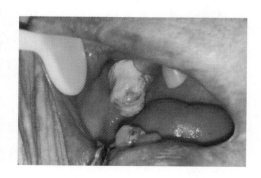

正是由于这些原因，我国

目前重度牙结石牙周炎的诊疗现状，总体令人悲观。考虑到种种不适感会导致患者的纠结甚至医患纠纷，很多口腔医生不强烈推荐洗牙刮治，让患者自行选择。牙龈长期红肿出血，那些夜间因牙龈出血而急诊的，都是中、晚期牙周炎群体，一次次出血临时止血，病情迁延，全口牙松动脱落逐渐走上日程。

有一个赤裸裸的现实，定期给老年人洗牙是我国现如今牙病预防中开展得最差的一环。究其原因，并不能单纯归于医生，还有我上文提到的诸多原因。有些关注口腔科普的年轻人，好说歹说把家里老人劝去洗牙，结果洗完牙回去老人就是不停唠叨埋怨，这也洗坏了，那也洗坏了，年轻人也无可奈何。别不信，很多人向我反馈过他们这样的委屈。

最后，只能说，牙周炎的科普做得不够深入，牙菌斑牙结石的基础概念还没有被广泛普及，预防牙周炎的观念没有深入人心。

16. 家族里有人得了牙周病，跟他一起吃饭，我会被传染吗

会。长期频繁一起用餐，可能造成致病细菌的传播，但前提是这个人不能有效清洁牙菌斑，并且对牙周致病细菌敏感。如果你对牙周致病细菌不敏感，或者每天都认真正确清洁牙齿，被感染是很不容易的事情；但如果你对牙周致病细菌极度敏感，哪怕只是一起用餐都有可能被感染。而个体对牙周细菌的敏感度，往往与基因、全身状况有很大关系。

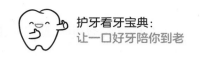
17. 做完牙周病治疗后，牙齿和牙齿之间的三角缝特别大，怎么办

做完传统牙周病治疗之后，很多患者会说，牙齿与牙齿之间的三角缝变得相当大。这是因为牙周病变组织被刮干净了，本来水肿的牙龈恢复了健康，牙龈下降了，三角缝就露出来了。牙缝大不可怕，这时候就需要用牙缝刷、冲牙器进行日常维护。

18. 遗传了牙周病，还能治好吗

牙周炎有一定的遗传因素，但不是遗传病。简单地说，如果父母有牙周病，子女就比较容易得牙周病，但子女不是一定会得牙周病。如果父母在比较年轻的时候就出现了缺牙的情况，那么要提醒你，你患牙周病的可能性也许会比普通人高一点儿，要更加注意自己的牙周健康。

很多患者是因为不知道怎么把牙齿刷干净，平时都是自认为刷干净了，但其实只是有刷的动作，牙齿的很多地方并没有刷到，所以才会发生牙周病。当牙周病发生之后，应该将焦点放在怎么治疗牙周病，如何不让它复发，这才是正确的。只要你做完牙周治疗，加上正确保养，牙周病其实就不会复发。牙周病当然和遗传有关系，但是它不会因为有遗传因子，就变成绝症而治不好。

19. 人是老了就会掉牙吗

不是。多数的掉牙，是因为在年轻的时候就有了牙周病，随着牙周病的不断发展和身体机能的衰退，到了老年，正是牙周病的晚期，牙齿才会出现松动脱落的现象。

如果年轻人有牙周病，并且进展迅速，30多岁就有可能使得牙齿都掉光！很多老年人没有牙周病，有着一口坚固的好牙。

20. 牙周治疗能保持多久？多久要去治疗一次牙周

牙周治疗后要想保持长久的效果，医生只能起一半作用，另外一半作用要靠自己。牙周治疗后要保持良好的口腔卫生习惯。除此以外，还要遵从医嘱，定期复查。

牙周炎的特点是容易复发，没有一劳永逸的牙周治疗。如果刷牙不彻底，食物残渣会形成软垢，时间久了堆积的菌斑、软垢就会再次钙化形成牙石，牙石形成的过程是24小时不间断的。即使每天我们都很认真地刷两次牙，日积月累之下，还是会形成一些牙石的。而牙石粗糙的表面更有利于菌斑的附着，而且刷牙或冲牙器等都不能去除牙石，这就需要定期去医院进行牙周洁治。

很多人治疗牙周后觉得牙周炎好了，就不再复查，等再次出现不适去医院检查的时候，常常发现牙周炎复发了，结果是既浪费钱、浪费时间，又承受了更多的痛苦。所以说，定期复查是非常重要的。

21. 去医院洗牙，医生说有好几种洗牙的办法，我选哪一种比较合适

如果是第一次去医院洗牙，可能会被医生的一个问题问懵

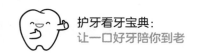

了——要选哪种洗牙方法？

再一说选项：超声波、喷砂、手工洁治……就更懵了。

是的，洗牙比大部分人想象中更复杂，有好几种方式。是哪几种方式呢？每种方式的优缺点又是什么呢？

（1）超声波洁牙

超声波洁牙机是由超声波发生器和换能器两部分组成。发生器通过发出振荡，并放大功率，然后将超声电能转换成超声振动，每秒振动频次达 2.5 万到 3 万次，通过换能器上的高频振荡去除牙结石、烟渍和茶斑。

工作头在超声振荡的同时喷水，一方面冷却工作头，另一方面产生能量，冲刷牙结石、菌斑，同时将振碎的牙结石和血污冲走。

优点：超声洁治省时、省力、兼具抗菌效应。体外研究结果表明，超声洁牙可以有效去除菌斑和内毒素，加强清除效率。

缺点：超声洁治在操作时，医生的手感不是很好，不能有效感知细小牙结石的存在，需用探针辅助检查有无遗漏，再彻底清除干净。适用范围也有限，要严格执行感控措施，使用负压吸引等装置控制使用时产生的水雾和气溶胶污染，否则患有结核、乙型肝炎、艾滋病等传染性疾病的人群治疗时产生的喷雾容易污染环境造成交叉感染；呼吸抑制、慢阻肺等呼吸系统疾病的患者也不能使用，以防水雾进入呼吸道带来危险；置入心脏起搏器的患者禁用，以避免超声波干扰起搏器。

（2）喷砂洁牙

将特制的盐砂和高压水流一起从喷砂机中喷出，以去除色素和菌斑、进一步清洗牙齿。喷砂机或装有喷砂装置的洁牙机，可通过控制手柄将混合有高压水和气的抛光砂喷向牙齿表面，进行抛光。

抛光砂有不同的种类，常用的有碳酸氢钠、甘氨酸和赤藓糖醇砂粉。

碳酸氢钠砂粉去污能力最强，这种方法适用于烟斑、色渍多的牙齿，尤其是邻面间隙色素不易去除的牙齿。通过喷砂能将附着在牙齿上的茶垢、烟垢及软垢清除。喷砂过后牙齿表面非常光洁，不利于牙结石的再次沉积，同时可恢复牙齿原本的颜色与光泽。

对于牙根表面、树脂表面这些比较柔软的部位，或者比较需要频繁清洁喷砂的牙周维护患者，可以使用更为温和的甘氨酸或者赤藓糖醇砂粉。去除菌斑和轻度染色的同时，避免损伤牙龈，也避免对牙根、树脂表面的过度磨损。

喷砂可以快捷地去除色素，使牙面光洁。但要注意，对于患有呼吸系统疾病、血液系统疾病、高血压、电解质平衡紊乱等疾病的患者，使用喷砂抛光需谨慎。使用喷砂时也需要注意感控措施，控制水雾和气溶胶。另外喷砂只能去除菌斑和色素，不能去除牙石。还是需要加用超声 / 手工设备去除牙结石。

（3）手工洁牙

顾名思义，手工洁牙术是指医生手持洁治器械，用人工物理力刮治的方法进行洁牙，这也是最原始的洁牙方法，效率低，清洁效果不佳，对医生的技术要求较高。

优点：手工洁治手感佳，尤其经验丰富的医生可真切地感觉到牙结石的存在，力道也可以精确控制。操作过程中不用喷水降温，减轻患者的咽喉不适症状。不会产生水雾，降低了诊室内交叉感染的概率。

缺点：手工洁治费时费力，特别是牙结石多的患者需要分区、分次完成。长时间的洁治对患者和医生来说都较为痛苦。因此，手工洁治在临床上应用渐少，逐渐被超声洁治所取代。

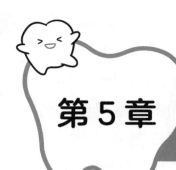

第5章　根管治疗

相信有很多患者开始觉得牙疼了，第一个反应却不是去医院。一般是什么情况呢？

首先，会想着先忍一忍。实在是忍不了，晚上疼得睡不着了，就开始到网上查"牙疼怎么办""牙疼怎么快速止疼"……查到的也都是一些偏方，像什么用盐水漱口、含一口白酒、咬蒜、咬花椒等。这些方法用个遍，还是疼，那就去药店买止痛片，比如布洛芬，吃布洛芬也不管用了，实在没办法，才会决定去医院。当然，如果其中有一个方法"奏效"了，牙齿不疼了，也就不会想到去医院看了。

实际上，牙疼忍过去了也好，通过偏方止疼了也好，都是治标不治本，并且完全是在拖延病情！

接下来，我就一一给大家解答，关于牙疼和根管治疗可能会有的疑问。

故事

本人在从医过程中，总爱冒出些天马行空的想法，比如怎样能够让人热爱看牙、快乐看牙，让大家一想到看牙，就觉得是一件享受的事儿。

这就得从最害怕的事儿说起，拔牙应该高居榜首。医生肯定会尽量保住患者的病牙。所以在拔牙之前，有一种最常见的操作——

根管治疗。

不知道大家有过牙痛得要死，半夜疼得睡不着，啥偏方都用尽了，却没用的体验吗？或者知道身边的人有过这种体验吗？一般引起这种牙疼的多数是牙髓炎、根尖周炎问题，而根管治疗是国际上公认的治疗这些疾病最好的方法。

但是，有好多人听见根管治疗要"杀神经"就落荒而逃了，所以，我寻思着如果换一种宣传方式，把根管治疗说成"牙齿水疗（solus par agula，SPA）"，那估计大家都开开心心地接受"杀神经"了。

咋换我都想好了，把"根管治疗"改名为"镍钛锉理筋祛湿排毒灸疗"，把"根尖炎瘘管"改诊断为"牙床湿毒"，"根管锉"就是"根管灸"，"根管长度测量仪"就叫"牙根穴生物电理疗仪"，"次氯酸钠冲洗液"那必须是"牙根腔活化修复精华液"，把"牙胶尖根充术"改名为"牙根固本术"，怎么样，要不要来一套"牙齿 SPA"？

尤其是年轻的小姑娘，对根管治疗怕得不得了，要是这么一说估计就不怕了。

我之前接诊过一个二十出头的小姑娘，上大三了，前一天晚上牙疼哭了一整夜，第二天红着双眼来找我看牙的。

我一看她的牙，以我多年的从业经验，应该是要根管治疗了。就告诉她："这个牙蛀得很深，需要根管治疗。"

小姑娘估计第一次听说，一脸迷茫："医生，针管治疗是啥意思？牙齿上要打针吗？"

我还头一回听见这么解释根管治疗的，不过也说明根管治疗远远没有达到全民共识的程度，好多人对于根管治疗到底是个啥还不了解。

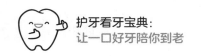
我换个方式对小姑娘解释："就是我们俗称的'杀神经'，这个听说过吧？"

小姑娘一听就"啊"了一声，然后开始撇嘴："这听着也太吓人了……"

但是她的蛀牙很严重，必须做根管治疗，我跟她解释清楚之后，她要回去想一想，走的时候还问我大概需要多少钱。她的牙齿状况差不多需要一千多元，我如实相告。

这位小姑娘我印象挺深的，因为第二次见面她又是哭红了眼。

这次不完全是因为牙疼，那天她们专业要做实验，学习委员要提前一天统计人数，报给老师。她当天请假来看牙，人数对不上，老师很生气，把这门课的平时成绩打得很低。

唉，这牙不好还影响学习呀！我心里对她很是同情，赶紧再帮她检查，结果我一看惊呆了，这怎么好像做过根管治疗了？

我就问她这咋回事，她自己也很不好意思，跟我说，中途她回家了一次，她们家有亲戚介绍在镇上有一个私人牙医，做根管只要三百块钱，她妈妈就带她去了。

我感到很无语，根管治疗的价格视情况不等，而且，就整个牙科生态而言，根管治疗是最体现牙医技术水平的操作之一，临床乱象丛生。好多人只图便宜，也不管牙医的资质和成功率。

现在这个牙齿根尖已经被吸收了，里面还有不知名的填充物，我得钻开才知道是什么，而且不能保证一定能保住这颗牙齿，只能看情况，要么拔牙，要么重新根管再治疗。而且这次一千元恐怕打不住了，不是我趁火打劫，根管再治疗确实情况麻烦许多，难度大很多。

小姑娘哭得梨花带雨。但是也没办法呀，这都是大家对根管治疗的不了解、盲目选择导致的。

　　根管治疗到底是什么意思？什么情况下需要根管治疗？为什么有的根管贵有的便宜？区别在哪？医生是不是坑我？

　　下面就给根管治疗来个大揭秘。

💡 科普

1.　牙第一次疼，是不是说明牙齿刚蛀，不用去医院

　　很多人以为，刚开始觉得牙疼，说明牙齿也是刚出问题，忍一忍没什么关系。其实，牙疼是蛀牙的晚期症状，一旦开始牙疼，多半预示着蛀牙已经发展到牙髓，也就是我们俗话说的"牙神经"。

　　为什么蛀到牙神经才觉得疼呢？

　　从牙齿的结构来看，牙神经是被牙釉质和牙本质包着，不和外界连通的。那么，牙釉质和牙本质是硬组织，牙神经是软组织。

　　刚开始蛀外面的硬组织，就像石头被开了个洞，因为没有神经末梢，所以也就不会觉得疼。

　　待到蛀牙蛀到牙髓腔，导致牙神经暴露在外，则非常容易被细菌感染，就会发炎，不断肿胀。但是，牙神经外面又被坚硬的牙釉质和牙本质包着，牙髓腔里压力就越来越大，整颗牙就像一个高压锅。牙髓腔里就有神经末梢了，这种压力刺激神经末梢，会产生任何人都忍不了的疼痛。

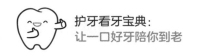
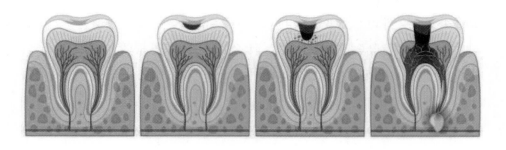

2. 牙疼去看病，牙医说要杀牙神经，做根管治疗，到底是怎样一个过程

　　牙髓炎患者来找我们看牙，我们在诊断结束时会跟患者说："你这颗牙要杀神经，要做根管治疗。"有一些患者可能之前听说过根管治疗，很平静地接受了，只是有点紧张、怕疼。

　　还有一些患者，不知道什么是根管治疗，只听说要"杀神经"，就非常害怕，脸甚至都白了，很担心把神经"杀"掉了，牙齿就留不住。我曾经接诊过一位患者，年龄比较大了，他听说要"杀神经"，竟然问我会不会影响脑子，真是让人哭笑不得。

　　现在也有根管治疗中不需要杀神经的，直接打麻药，一次性挑出神经。毕竟，杀神经就是为了挑神经时不痛，既然可以打麻药镇痛，何不直接打麻药后挑出来神经，这样就省去杀神经的步骤了。

　　其实，根管治疗没有大多数人想到那么严重，主要包含三个步骤：根管预备、根管消毒和根管充填。

（1）根管预备

　　首先，把牙洞周围被蛀掉的部分磨掉，然后顺着牙洞继续往下开洞，直到暴露牙髓腔，也就是"存放"牙神经的地方。

　　然后，用治疗针、锉等工具，反复在根管里提刷，被做根管的患者就会感觉是医生一直在拿不同的针往牙洞用力刺进去。这样做的目的是清理被感染、坏死的牙神经、细菌等，并尽可能清理干净。

（2）根管消毒

即使前面清理得再干净，还是会有残留的细菌，这一步，我们需要把消炎的药物放进根管里，进一步消除感染，达到一个相对洁净的状态。

（3）根管充填

到这一步，就需要把牙里的管道再填充严实，以消灭细菌的生存空间，防止再次感染。一次完整的根管治疗就完成了。

在临床实践中，根据牙齿的不同状态，这三个步骤有时候可以一次完成，有时候需要分步完成。

以下是一个完整的离体牙根管治疗，从抽神经到根管充填的全程视频，用到的是冷牙胶侧压充填技术，压入了很多支牙胶尖，这是一种相对比较旧式的根管充填方式。

而在现代牙科临床治疗中，用到更多的是机用锉清理根管，配合热牙胶垂直加压充填以及单尖法充填技术，以下视频是现代根管治疗及冠修复的临床病例全程，用到了显微镜和橡皮障隔离技术，是高质量根管治疗的标志。

视频 5-1　　　　视频 5-2

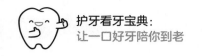
3. 蛀牙了怕要"杀神经"不敢去医院？怎么知道自己要"杀神经"了

经常有人在网络平台上发私信问我，说自己现在有什么症状，是不是要杀神经了。

包括我们在口腔科看诊时，大部分人是牙齿拖到很严重时才来的，问他们为什么不早点来，很多人是一个答案——害怕"杀神经"，不敢来。

听到这个回答，我们牙医真的是既生气又心疼，要是早点过来，可能补补牙、消消炎就好了，就是因为一直拖延着不敢来，结果小病拖成大病，只能做根管治疗了。

一般来说，牙齿一旦觉得不舒服，就说明牙神经已经受到"侵犯"，但也不是所有情况都要根管才能救得回来。

如果只是遇到冷热刺激觉得有点儿不舒服，或者喝一口凉水有一瞬间尖锐的刺激，这时候去补补牙也许就可以了。但要是你没怎么动它牙齿也会疼，并且是越来越疼，那基本上根管治疗没跑了。

4. 为什么牙疼的时候连带着半边脸都疼，到了晚上尤其疼

有的人牙疼，会感觉连带着半边脸都疼，甚至整个头都开始疼，到了晚上尤其疼，这其实是牙髓炎的症状。

牙髓炎导致的牙疼，有以下几个特点。

（1）阵痛

也就是刚开始非常疼，刷个牙或者是忍一会儿，这个疼就会好

一点儿，但是过一会儿，又会开始非常疼。甚至有时候，你会感觉牙齿里面跳痛。之前我遇到一个患者，他是这么给我形容的——"像是牙齿里面长了个心脏一样，一跳一跳地疼。"

（2）疼痛晚上加重

有的人牙疼受不了，就会想着赶紧睡着，睡着了就感觉不到疼了。可是，当你躺在床上酝酿睡意的时候，会觉得这牙比白天更疼了！根本睡不着！疼痛晚上加重，这也是牙神经疼的一个非常明显的特点。

（3）放射性疼痛

什么是放射性疼痛呢？就是刚开始可能只觉得这个牙疼，但要是一直不管它，会发现慢慢地不仅是牙疼，连着半边脸都疼，然后是耳朵也疼，甚至连带着半边脑袋都开始疼。而且，这时候因为半边脸都在疼，甚至没办法确定到底是哪颗牙在疼，好像每颗牙都有点儿疼。

如果你的牙疼是上面说的这些症状，请马上去医院检查，做根管治疗，这种牙疼是不可能自愈的，就算之后不疼了，也只是暂时的，会引发更严重的根尖周炎！越拖延，要花的钱越多！

5. 终于"熬"过了牙疼，我的牙是不是就好了

经常会有这种情况，有的人忍着忍着，牙齿就不疼了，就觉得这是好了。大错特错！牙神经被感染，不可能自愈，只会越来越严重！

如果你发现自己"挨过"了牙疼，说明你的牙神经已经"死透了"。但并不能说明这颗牙不会再疼了，相反，用不了多久，牙疼

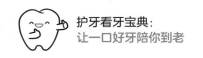

又会反复。

为什么牙神经都死了牙还会疼？

因为神经死了，细菌还在继续扩散，像上面那种疼，说明细菌已经扩散到牙根，专业的说法叫根尖周炎。到了这一步，则是牙齿细菌脱离控制的时候，它进一步会感染旁边健康的牙、牙槽骨，甚至引发全身感染！

6. 反复牙疼没有管它，熬过去以后就不疼了，但牙床鼓了个包，严重吗

画重点，这是本章节最重要的内容，它是牙科极其常见的现象。很多人害怕看牙，牙痛就靠硬扛，或者吃药、输液消炎止痛。有一部分人实在扛不过去，最终还是到牙科做根管治疗解决问题，这是幸运的。而另一部分人，他们就这样真的扛过去了，牙齿也真的不痛了，然后就不管它了，这反而是很不幸的。因为，这种相当于不定时炸弹已经埋好了！

为什么牙齿不痛反而很不幸呢，因为这说明你的牙神经已经完全坏死，细菌感染到了牙根，导致牙根发炎，专业说法叫"根尖周炎"。根尖周炎分为慢性和急性两种，急性根尖周炎一般疼痛非常剧烈，如果一直忍着疼，甚至有可能会诱发心绞痛、高血压等。继续扛下去就成为慢性根尖周炎，不怎么痛了，然而，疾病已经从对牙齿的损害扩展到对骨质的损害了。

比如发展成**瘘管**或者**根尖囊肿**，这些都是牙齿根尖的骨质破坏以后形成的，临床表现就是牙床上鼓一个包，时大时小，X线片表现为根尖的一片暗影。有个典型的表现是身体抵抗力低下的时候牙

床就鼓起来，比如感冒、喝酒、熬夜等，很多人的牙床瘘管就像身体的晴雨表一样灵敏。这个时候再去医院治疗就要看骨质破坏的程度和医生的经验，有些仍然可以根管治疗解决，有些可能解决不了，则需要拔牙。如果继续拖延，则很有可能感染破坏周围的骨头甚至影响到相邻的牙齿，这时候就需要做手术才能治好。

　　如果，我们是在一个良性的口腔医疗生态圈中，牙医的日常工作应该是大量地进行全口洁牙、儿童窝沟封闭、蛀牙早期充填等，瘘管应该是很少见的。然而，在我们的临床实践中，瘘管反而成为一种极其常见的牙科疾病，几乎每一天都在各大口腔医院和牙科诊所涌现病例。在治疗上，"根管治疗＋冠（嵌体）修复"是基本模式，费用往往达几千元，有些甚至只能选择拔牙＋种植方案，这不能不说是口腔科普的重大缺位，全民口腔健康意识的重度缺乏！

　　以下是口腔科患者中各种各样的瘘管表现，类似病例可以说是千千万万！为什么我要用多幅图片来展示，因为此类病例多得让人揪心，很多时候我们作为医生对于患者真的是哀其不幸，怒其不争！

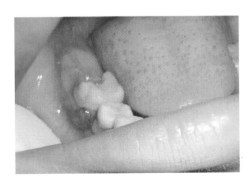 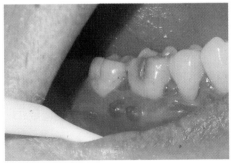

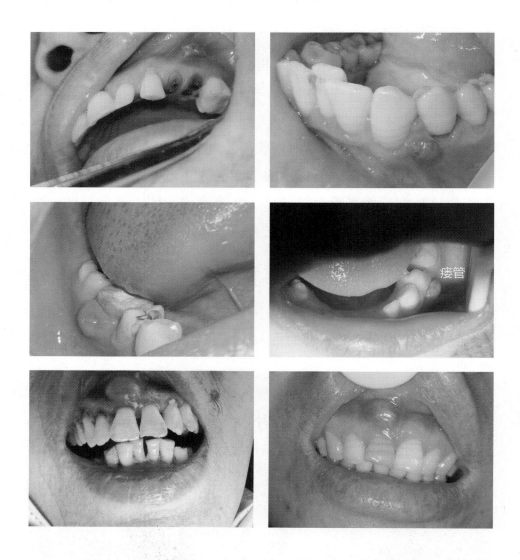

对于瘘管的治疗，如果牙齿没有其他特殊病变，绝大多数的瘘管可以通过规范化的根管治疗后得到治愈。以下是一例比较大的瘘管（不是牙龈瘤），经过根管治疗以后瘘管消失。

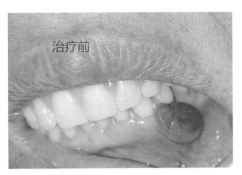

治疗前

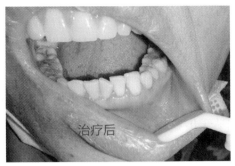

治疗后

　　关于瘘管，临床还有一个实际情况不得不提，有些病例本来没有瘘管，患者因牙疼做了根管治疗几年以后，反而出现了瘘管。这个原因是多方面的，有的是因为根裂，这样基本上保不住牙了；有的是因为根管治疗质控不到位，根尖炎症没有控制好，可能需要根管再治疗，那么难度将大幅增加，对牙医的技术要求更高，效果也是因人而异。下面这一例根尖瘘管是基层口腔医疗中并不少见的现象，由于根管治疗质量欠佳，根尖慢性炎症造成骨质破坏形成 X 线上的根尖暗影，需要拆除烤瓷冠后行根管再治疗。

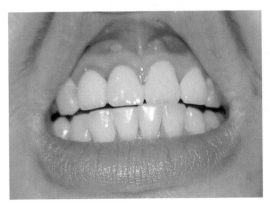

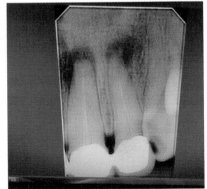

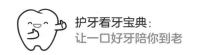

最后，再讲讲另一种瘘管表现，患者重度拖延造成的**牙源性皮瘘（皮窦）**，原因就是牙齿根尖周炎症拖延扩散，穿破骨质及皮肤后形成经久不愈的排脓通道。很多患者因为此症而接受了手术治疗甚至住院，其实，仍然可以首选根管治疗，成功率并不低。以下是因牙齿病变引起的皮瘘，仅做了一颗牙的根管治疗后痊愈。

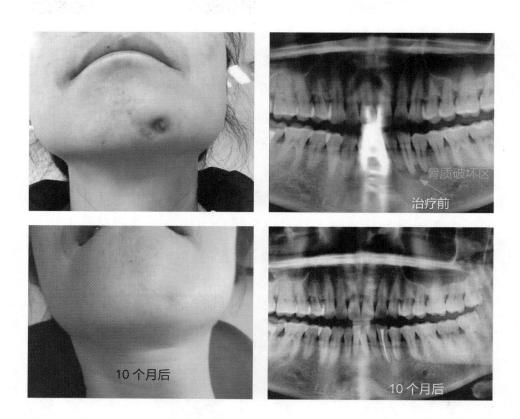

治疗前

骨质破坏区

10 个月后

10 个月后

7. 同样是根管治疗，为什么别人只花七八百，我却要花三四千

根管治疗的价格影响因素比较多，很可能同一个医生给你的两

颗牙做根管治疗，每颗牙的价格都不一样，接下来就跟大家说一说根管治疗价格是怎么定的。

（1）按根管数量定

首先要知道，根管治疗的单价不是按"颗"来定的，而是按"根管数量"来定的。也就是说，做根管治疗那颗牙的根管比较多，就贵一点儿，根管少，就便宜一点儿。

一般来说，我们的门牙和虎牙大多只有 1 个根管；虎牙往后数两颗，这两颗叫前磨牙，一般是 1～2 个根管；再往后的大牙，每颗至少有 3 个根管，多的有 4 个；罕见的也有 5 个以上的。

所以，如果是前面的牙做根管治疗，会比较便宜；如果是大牙做根管，就比较贵。

（2）按治疗难度定

大家可能经常看到广告里牙齿的模型，都是非常标准的，直直的两个根管。但实际上，很多人的根管并不一定那么直，有的根管甚至像钩子一样是弯的，而且有粗有细。有的人，因为牙齿坏了太久了，根管里都变质了，就会形成像结石一样的东西，把根管堵住了。

根管治疗不仅是要把根管里的牙神经抽出来，还要把根管里被细菌腐蚀的部分或者堵住的部分清理干净。

大家想象一下，直直粗粗的根管很好清理，但是像钩子一样弯弯的、细细的根管清理起来是不是麻烦得多？还有被结石一样的东西堵住的根管，清理起来难度也会更大，要耗费更多的时间与精力，复杂的根管情况也会用到更精细的工具和器械。

所以，根据根管处理起来的难度不一样，收费也会不一样。下颌第二磨牙常见 C 形根管，治疗难度更大，变异更多，对医生的

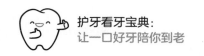
技术要求极高。像这样高难度的根管治疗，需要在显微镜下进行，费用也就相对较高。在美国，这种根管治疗只有牙体牙髓专科牙医才有资格进行，国内对这方面没有特别严格的要求，牙医都可以接诊，但临床治疗质量差异比较大。

除了上面说的两点，因为不同地区经济水平不一样，不同的医院收费标准不同，也会影响到根管治疗的价格。

在同一个地区，大部分公立医院的根管治疗价格是由物价局统一定价的，而私立医院和牙科诊所会参照公立医院的标准，结合自己本身的情况来定价。一些医院或诊所还会率先引进新设备、新器械、新材料，比如最近几年兴起的生物陶瓷糊剂辅助根管充填，临床疗效非常好，但是价格昂贵，这些也会影响根管治疗的价格。

8. 做了根管治疗是不是就一劳永逸，牙齿再也不会蛀、不会疼了

根管治疗其实就是把牙齿里坏掉的神经和血管清理干净，清理后的这颗牙里面就没有神经和血管了。

有的人可能会觉得，反正我不要神经牙齿也能用，有了神经反而还会疼，根管治疗抽了血管、神经不是更好吗？这颗牙就能一直这样用下去了。

但是，血管是负责提供营养的。血管和神经一起被抽掉，这颗牙相当于失去了营养来源，只能通过牙根从周围的牙周膜汲取非常少量的外部营养。

没有营养会怎么样呢？会不如正常的健康的牙来得结实。加上做根管治疗还会磨掉一些被细菌感染的牙齿硬组织，使得它的承受

力更不行了。

所以，根管治疗后的那颗牙虽然能用，但是承受力并不如前，吃东西的时候用力咬，或者不小心咬到碎骨头，那颗牙都有可能会裂掉。裂掉之后的牙，基本上就没有拯救的可能了，只能拔掉。

所以，对于牙齿被蛀得比较多的，牙医会建议套上一个烤瓷牙套或者嵌体修复，这个也不便宜，根据材料不同，几百到大几千元都有。到底选择烤瓷还是嵌体修复，同一个病例在牙医圈子也存在选择上的争议，很多时候并不是二选一的问题，而是选准医生的问题，方案反而并不重要。这里面专业化太强，作为患者而言，把选择权交给专业的牙医，绝对是最明智的选择。

9. 得了牙髓炎疼痛难忍，为什么不能直接拔掉牙齿以后再镶牙，而要选择根管治疗后戴牙套这么复杂的操作

其实有这种想法的患者真的很多。在长期的口腔科临床实践中，我总结了以下这样一个规律，虽不是绝对如此，但是非常普遍。

一个牙髓炎牙痛患者，如果他牙齿一疼，什么药也不吃、也不拖延，直接到口腔科或牙科就诊，那么，你给他解释根管治疗，他会很依从，哪怕牙齿条件很差甚至牙医说可以考虑拔掉，他还很希望能做根管治疗保留一下，但最终会听牙医的。

一个牙髓炎牙痛患者，如果他吃过很多消炎止痛药以及各种输液无效，各种硬扛，实在受不了再来就诊，一般在主诉中就会有拔牙诉求，那么，医生如果要给他推荐做根管治疗，则会很费劲儿，患者经常还是强烈要求拔牙。

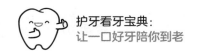

也就是说，保牙意识强的人本身的口腔健康素养就比较高，对牙病认知很到位；保牙意识差的人对牙病认知上的缺失往往是连贯的，有"根基"的，而且是全方位的缺失。其实，尽力保留天然牙是口腔医疗的金标准，镶牙、种植牙是作为失去天然牙后的弥补性修复，假牙和真牙，在使用上和本体感受上还是有一定的差距的。然而，牙齿小洞不补，大洞也不管，痛就拔了镶假牙，基本上已成为部分民众口腔健康意识里的惯性误区。

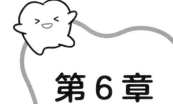

第6章 楔状缺损、牙敏感、牙隐裂

★ 引言

　　楔状缺损、牙敏感、牙隐裂，这三类问题之所以放在同一章里讲，是因为它们有很多临床共性，比如疾病轻重程度不同，则轻、中、重度治疗方案不同，而且医生对诊疗方案的把握度也有不同，不同医生的不同建议会给患者带来更多的选择与纠结。

📖 故事

　　此类故事就不多讲了，基本上每天都在临床出现，比如患者最初因各种轻度症状就诊，医生不需要做处理，嘱咐观察或用脱敏牙膏或避免咬硬物等姑息方案，患者也就没在意。患者因为没有定期复查，等到症状加重再就诊，直接就面临根管治疗或者拔牙了。

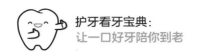

💡 科普

1. 什么是楔状缺损

楔状缺损是由于牙颈部的硬组织发生缓慢消耗而形成类似楔形的组织缺损，因常呈楔形而得名，常见于中老年人。现在业内建议取消这一命名，因为有大量的表现并不是楔形，而是半圆形、弧形、C形、槽状缺损等，它们属于同一类疾病。

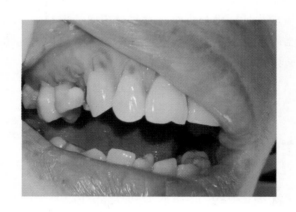

2. 楔状缺损是刷牙引起的吗

并不完全如此，不正确的刷牙可能是诱因之一。横向刷牙过度用力时，牙龈会萎缩，露出牙根。渐渐地牙根露出处受到磨损后，就会形成楔子形状般的缺损。经常大量使用添加研磨剂牙膏的人，楔状缺损的速度快，就像是用斧头劈向树木一样，会出现一条深深往下凹陷的缺损。牙齿出现缺损后就容易敏感，也容易形成蛀牙。

然而，临床上有大量的病例，刷牙并没有任何问题，仍然发生了严重的楔状缺损。它的另一发病因素与应力有关。发生楔状缺损主要是牙颈部承受的咬合应力导致的疲劳、微小碎裂，牙颈部结构的薄弱、酸对牙颈部的作用等综合影响。其中，咬合应力集中是不可忽视的因素，多数楔状缺损的病例都伴随牙齿的重度磨耗，如图所示。

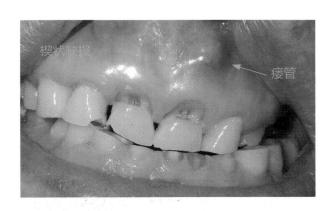

临床上有很多类似上图的楔状缺损病例，牙齿重度磨损，患者平时并没有注意，也没有进行治疗，直到发展成根尖周炎，形成瘘管才来医院就诊。

3. 为什么中老年人易患楔状缺损

中老年人的牙龈都会有一定程度的退缩，导致牙颈部和牙根暴露。暴露的牙颈部和根面，容易受到外力的损伤（大力横刷）和酸性物质的刺激，会加速楔状缺损的发生和发展。

4. 楔状缺损如何治疗

对于非常明显的楔状缺损，需要靠补牙来解决。而对于咬合异常引起的楔状缺损，除了补牙以外还应进行相应的治疗，去除异常的咬合力。对于咬合面异常磨耗形成的凹坑达到牙本质，能补则补，如果没有补牙空间，也可以使用氟化物脱敏剂，或进行激光脱敏。此外，还要改掉咬硬物等不良习惯，以免发生更严重的磨损。总之，即使是简单的牙敏感，也应该找牙科医生检查，必要时及早治疗，避免发展成更严重的问题。

临床上有很多中、重度楔状缺损，由于没有及时补牙治疗，最后发展成牙髓炎，导致患者剧烈疼痛，或者形成根尖周炎导致牙床长瘘管，不得不接受根管治疗，非常可惜。

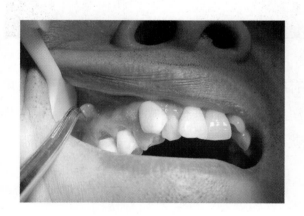

5. 楔状缺损必须补吗

如果缺损很小几乎看不到，也没感觉，就可以不补。缺损很明显或牙不舒服就一定要补。牙缺了一块不仅不好看，有时还会引起冷热敏感或吃甜食敏感，不舒服不说，严重时牙就会变"细"了，万一不小心用力咬就容易折断。即使没感觉、没咬断，缺的地方离牙髓很近，牙髓容易受刺激，容易发炎。所以，楔状缺损应该早补，补了就可以很大程度避免这些问题发生。

6.　楔状缺损为什么补了容易掉

楔状缺损的特殊部位决定了补牙以后并非一劳永逸，它仍然每天都要接受咬合应力以及刷牙的刺激。所以，补牙以后能维持多久，因人而异。补牙成功最敏感的因素是医生操作过程中的隔湿以及粘接细节处理。材料的差异并不是主要的，而是医生的操作流程。目前主流的材料是复合树脂，是修复楔状缺损的首选材料，但是医生在粘接过程中的细节掌控差异非常大。

7.　什么是牙敏感

当我们的牙齿遇冷、遇热、遇甜、遇机械刺激出现一过性敏感，而刺激去除后症状瞬间消失，就叫作牙齿敏感。牙敏感在人群中极其常见，甚至比蛀牙还常见。

人到中年，多多少少会出现程度不同的牙敏感症状，无论是冷、热、酸、甜还是刷牙之类的机械摩擦，都会有或酸或疼的表现，冬季刷牙必须温水才能耐受。牙齿敏感的原因就是牙髓的保护层减少了，外界的刺激可以很容易地传导到牙髓内部。什么可以导致保护层减少呢？牙釉质缺损、牙本质缺损，可以因过度磨耗、磨损、楔状缺损、夜间磨牙等引起。

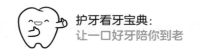
某些生理状况或全身性疾病，如妇女月经期、妊娠期、神经衰弱、头颈部放射治疗、神经官能症、长期失眠、全身的应激性增高，神经末梢的敏感性增强，即使牙本质没有暴露，也会感到全口牙齿极度敏感不适。

牙周病导致牙根暴露。这个原因很常见，由于不良的口腔卫生导致患上牙周病，造成了牙龈的退缩。牙齿的根面就直接暴露在外界环境中，而牙根部的外衣"牙骨质"比起牙冠部的外衣"牙釉质"薄很多，没有那么坚硬，抵抗外界刺激的能力也明显弱很多，因此很容易导致敏感反应。

牙敏感酸痛的程度因人而异，可在数月内消失，很多人呈现出敏感期与缓解期交替的现象，不知道什么时候就开始牙敏感了，不知不觉又好了，但有时亦可反复延续很长时间。

8. 牙敏感怎么治疗

如果仅仅是牙齿磨耗和牙龈萎缩造成牙根暴露的牙本质敏感，推荐使用脱敏牙膏，脱敏牙膏每天应当使用两次，长期使用有一定的疗效。还可以进行专业脱敏治疗，常用的脱敏方法有氟化物脱敏剂、树脂类脱敏剂等，能够封闭牙本质小管，明显缓解过敏症状。另外，激光治疗有比较好的效果，但现行阶段临床开展并不普遍。

如果是龋齿或者较重的楔状缺损引起的牙敏感，需要对患牙进行充填修复治疗。

如果症状较重，上述方法不能缓解疼痛，甚至出现了自发疼痛的患者，则需要做牙髓治疗（根管治疗）。

9. 什么是牙隐裂？有什么危害

在我们的日常生活中，有时候吃饭，遇到冷、热、酸、甜的食物，牙齿会突然感觉疼痛难忍，甚至无法继续吃饭。但是过了一会儿，疼痛感又消失了，好像根本不曾发生过一样。我们对这种现象常常不重视，认为可能是食物的原因，然后可能因工作忙或其他原因而不去医院就诊。

可是过了一段时间，这种现象又出现了，并且持续的时间越来越长。直到某天，牙齿在用力咬食物时突然裂开，才不得不去医院检查，牙医会用口腔内窥镜拍一张拾面清楚的照片，将隐裂纹清楚地展示给你。拾面的照片会显示某颗牙齿上面有一个裂纹，就像杯子上的裂纹一样，这就是牙隐裂，临床发病率非常高！有时难以明确诊断时，医生会通过牙面染色方式来显示裂纹线。以下展示几组病例。

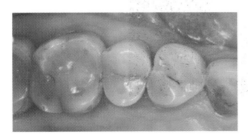 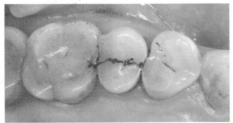

病例 1

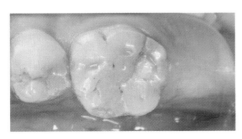 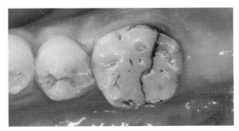

病例 2

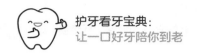
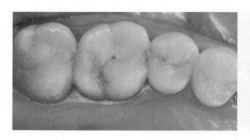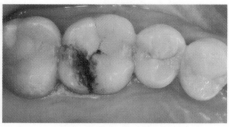

病例 3

有一部分病例，医生可能会告诉患者，因为失去了最佳治疗时机，牙齿已经无法修补，只能拔掉了事。以下离体牙染色可以看到裂纹已达牙根面。

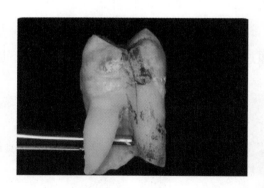

牙隐裂是牙齿表面出现了非生理性的细小裂缝，多见于恒牙中的磨牙、前磨牙。这些小细纹太细微，一般不易被发现。牙隐裂具有隐匿性，诊断比较困难，即便确诊并做了治疗，疗效也很难保证。近年来，牙隐裂的发病率有逐渐升高的趋势，近 70% 的患者至少有一颗折裂的后牙，其中 21% 的人有临床症状。牙隐裂会引起牙痛，不同深度的裂纹引起疼痛的程度也不同。

浅的裂缝不会引起牙痛；较深的裂缝，在咀嚼食物时，遇到冷、热、酸的刺激，可能会引起剧烈的疼痛；如果裂缝已经很深了，甚至在呼吸时也会感到牙齿酸痛。不小心的话还会因为咬到硬物而牙齿折断。

牙隐裂还会引起牙体、牙髓、牙尖周和牙周一系列病变。咬创伤、牙体缺损过多是牙隐裂发生的外因。由于牙齿有裂纹，患者常会感到牙齿酸痛。如果怀疑某个牙有隐裂问题，用可疑的牙齿咬牙签，出现短暂的撕裂样疼痛，表明牙已有隐裂。出现上述症状时，应及时去医院。

10. 为什么会发生牙隐裂

牙隐裂的病因可以概括为内因、外因两个方面。内因主要是指牙齿各部分的形态、厚薄和结构不同，抵抗外力的能力也不同。如𬌗面的深窝沟、釉质中的釉板等都是相对薄弱的部分。因此，在很多情况下，隐裂发生在点、隙、沟、裂附近及高陡的牙尖斜面。外因通常是在咀嚼中突然遇到沙砾、骨渣等硬物，会使某个牙齿承受的咬合力骤然加大，这种突然变大的咬合力极易造成包括隐裂在内的牙体硬组织损伤（咀嚼意外），还有事故中外力对牙齿的打击、医源性损伤，如拔牙中的器械失控撞击对颌牙等，也都会导致牙齿隐裂。

11. 牙隐裂有哪些临床特征

牙隐裂的临床特征可以归纳为以下几点。

（1）牙隐裂好发部位为后牙咬合面，以上颌第一磨牙最常

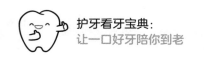
见，其次是第二磨牙和前磨牙；部位以前磨牙和磨牙的颊侧颈部、上颌磨牙的近中腭尖多见。中老年患者高发。

（2）牙隐裂因为裂纹的深度不同，临床表现不同，初期可表现为牙本质过敏，随着裂纹加深，可出现牙髓炎或根尖周炎症状，如激发痛、自发痛和咬合痛。

（3）患者常见主诉为较长时间的咀嚼不适或咬合痛，病史较长，咬在某一特殊部位引起剧烈疼痛是该病具有的特征性症状——**定点性咬合剧痛。**

牙隐裂的诊断有一定难度，因为其症状多种多样，裂纹线很难定位。裂纹严重程度的判断往往是一种预测，而不是一种准确的诊断，而且没有一种基于临床检查来预测隐裂牙预后的准确方法，因此对于牙隐裂患牙的存留仍然是个棘手的问题。

12. 牙隐裂应该如何治疗

以下的治疗方案选择是临床牙医的内容，专业性非常强，患者们了解一下，有个大致印象即可。

目前临床上认可度较高的是根据患牙的临床症状制订相应的方案，牙隐裂根据裂纹的深度和出现的临床症状分为 5 度，相应的治疗方案也不同。牙隐裂防治的第一步均为调𬌗以消除创伤𬌗，平衡咬合力，然后在此基础上进行对症治疗。

1 度：隐裂纹仅在釉质内，无临床症状，裂纹不能染色。

治疗方案：用酸蚀法和釉质粘接剂光固化处理。

2 度：隐裂纹达牙本质浅层，裂纹处有牙本质过敏症，可染色。

治疗方案：沿裂纹处备洞，光固化复合树脂粘接修复。

　　3度：隐裂纹达牙本质中、深层，出现可复性牙髓炎或牙髓炎症状，裂纹染色明显，并可继发龋损，咬楔测验阳性。

　　治疗方案：根据深度及牙髓状况行间接盖髓术或牙髓治疗。可复性牙髓炎可行间接盖髓术观察2~4周，无症状者更换光固化复合树脂；若已有牙髓炎症状，应及时行牙髓治疗，治疗后应全冠修复以防治牙齿劈裂。

　　4度：隐裂纹达牙髓腔，出现牙髓炎、牙髓坏死或根尖周炎症状，裂纹染色明显，咬合痛明显。

　　治疗方案：行牙髓治疗，根管治疗术后应及时行冠修复以防止牙齿劈裂。这种治疗方案的预后很难确定，有人可以使用数十年之久，有人使用仅数月后就因疼痛、瘘管等原因而最终拔除。

　　5度：患牙因隐裂而劈裂，可出现牙髓牙周联合病变症状。

　　治疗方案：拔除。

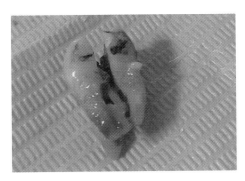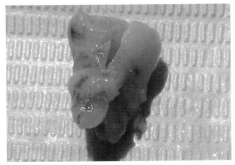

13. 牙隐裂后能不能直接粘贴在一起

　　隐裂的裂纹太细了，很难有粘接剂能够渗透到里面直接进行牙的粘接。目前的粘接剂也没有那么强大，能够把牙直接粘起来再咬

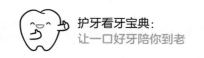
东西。因此，牙隐裂时需在去除隐裂纹后再进行粘接与充填，或者用牙套进行保护。

14. 牙隐裂后会不会像手上的伤口一样自己长好

很可惜，牙是不会自己长好的。手上的伤口能自己长好的原因是皮肤的细胞具有分裂能力，可以再生，皮肤本身可以不断更新。但是，生成牙釉质的细胞在出生以后就已经不存在了，生成牙本质的细胞在牙髓里且更新能力有限。所以，牙咬裂后只能通过外界治疗来恢复功能，不能自己长好。

15. 我的牙为什么那么容易裂

牙裂的原因可能有以下几个方面。

（1）牙在萌发期营养不够，牙本身缺乏营养，发育得不好或者矿化得不好，不够坚硬，一般与缺钙、铁、锌有关。

（2）有些人的牙在发育过程中形成一些较深的裂沟，如果咀嚼时用力过猛，容易顺着这些沟裂折裂。

（3）随着年龄的增加或有颞下颌关节紊乱病等疾病的患者，产生不均匀的牙磨耗而导致咀嚼时受力不均，受力大的部分就容易形成裂纹。当今，越来越多的人有不自主紧咬牙的习惯而不自知，咬肌经常一过性紧绷，时间长了就会隐裂显现。

（4）与日常生活习惯有关。在进食过程中一时太热一时太冷，在冷热作用下会使牙在急冷急热情况下产生裂纹。

（5）与咀嚼硬食物有关。有些食品较硬，如骨头、果壳等，这样必然增加了牙的负担。

（6）有的人因牙髓坏死或患牙病经拔髓治疗后，牙本身有缺损又没有有效养分供给，变得特别脆，抵抗外力的能力下降，如果没有做牙套保护就容易裂。

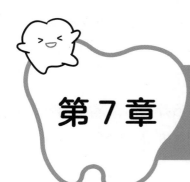

第7章 拔牙

一个经常从事拔牙的牙医，在他的行医生涯中……

如果没有遇到拔牙后异常出血的病例，那只能说明他拔的牙还不够多。

如果没有遇到拔牙后脸上出现淤青的病例，那只能说明他拔的牙还不够多。

如果没有遇到拔牙带出一块粘连骨头的病例，那只能说明他拔的牙还不够多。

如果没有遇到过干槽症的病例，那只能说明他拔的牙还不够多。

如果没有遇到过断根的病例，那只能说明他拔的牙实在是太少太少。

拔牙这么可怕，我们是不是该知难而退，能忍则忍，能不拔则不拔?

大错特错! 当牙医建议你拔牙的时候，就说明你的牙不得不拔了! 毕竟，一颗原装的真牙有多宝贵，牙医比谁都清楚，牙医也是最希望保住你的牙的人，所以牙齿一旦出问题，牙医给出的建议通常是能补就补，能做根管治疗就做根管治疗，不到万不得已，是不会选择拔牙的。

但是，一旦牙齿出问题到了不得不拔掉的时候，如果再拖，威胁的不只是这颗牙，更可能危害到周边的牙齿，甚至危及全身健康。到时候，就不是简单拔一颗牙能解决的问题了……

然而，在大家的印象中，看牙似乎与疼痛相伴随。我在二十多年的行医生涯里，不知道遇见多少患者是因为害怕拔牙疼，宁愿忍着牙疼都不肯来拔，实在令人哭笑不得。

认真讲，现代牙科已经完全具备让患者无痛治疗的条件，实施无痛治疗，从硬件以及软件上来讲没有很大的障碍。但是，拔牙疼、拔牙贵这些观念，却始终根植在广大老百姓的心里。这一章，我们就来讲讲有关拔牙的那些事。保准你看完之后，再也不怕拔牙!

📖 故事

有天上午来了个患者，三十来岁，褪色的背心和劳保鞋，典型进城务工的农民工形象。

来自农村的群众虽然口腔意识比城市人群普遍差一些，但是配合度是一样的，也是有的好有的坏，有的执意不相信医生的诊断，有的乖乖配合，谨遵医嘱。那天来的这个患者，明显就是不怎么配合的那种，进了诊室就开始嚷嚷，说是脸疼，要治牙。

拍了 CT 一看，是埋伏阻生智齿，右下的智齿已经横向生长，并且威胁到前面的磨牙，再不拔除，前面的磨牙就会被顶坏。需要做手术把这个智齿拔掉，一套拔下来，一共要花一千多块。

患者一听，不乐意了，说自己之前有颗牙被蛀空了，随便找了诊所就拔掉，后面做了烤瓷牙加起来都不过几百块，一个还没长出来的智齿，凭啥要一千多块钱？你们这是"店大欺客"，想坑钱！

患者越说越激动，还激动地拍起桌子，把旁边新来的学生吓得一惊，大气不敢出。

我不禁叹气，其实当患者因为埋伏阻生智齿就诊，问牙医拔牙多少钱时，如果听到"拔牙"要一两千块，顿时表示惊诧，这是一种正常的反应，因为普通的拔牙确实不应该这么贵。

但如果牙医回答说这不是拔牙，是给下颌骨做手术，手术过程包括切开牙床，除去部分骨头，切割牙齿解体，最后缝合伤口……这么一说，大部分患者瞬间就不纠结价格了，转而纠结手术痛不痛，得多长时间，术后能不能吃东西之类的话题，甚至已经做好了再多问几个医生的打算。果不其然，我如此一番沟通下来，将拔牙的复杂和难度平铺直叙，患者已经服服帖帖，看得旁边的学生一愣

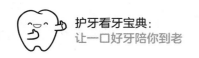

一愣的。

这些"简单"的科普，对于我们这些从业时间长的"老牙医"来说自然是了然于心。一般遇到这种情况，都是尽量沟通，晓之以理，动之以情。遇到实在沟通不了的患者（极少数），只得让他另请高明，去寻得能花更少钱解决问题的牙医了。

就今天的患者而言，可能这个价位确实超出了他的心理预期，也可能有不熟悉、不了解医疗系统的原因，其实也是可以理解的。平时小病小伤，很多人出于经济考虑，都会选择在小诊所看病，觉得这样比大医院划算又方便，所以对于医院看病的流程都不是非常了解。再加上很多人不理解小小的"牙病"为什么会这么贵，所以才会有了今天的这种情况。

当患者了解到拔牙的相关情况后，更关心的就是拔牙痛不痛的问题。其实，现代牙科看牙是不会痛的，也不应该痛，让患者在无痛的条件下接受治疗是基本前提。

然而，在大多数人的印象中，看牙似乎与疼痛相伴随，造成这种印象的原因有多方面。

第一，以前看牙的确要忍痛，比如，二十多年前我实习那会儿，根管治疗挑牙髓（牙神经）时，患者经常会痛得叫，而且带教老师操作也会出现这个状况，一般是让患者忍着，快速把"牙筋"挑出来。麻药的效果比现在也差。

第二，现在看牙，仍然有少数时候会产生疼痛，并不是医生不愿意镇痛，而是主动性不够，直到患者明确诉说疼痛受不了的时候再上麻药。其实，这是因为有时候牙医对牙髓活力的判断以及对患者的耐受力评估不准，可能觉得这颗牙的牙神经已经"死"透了，结果它还是有点活力的，就导致了偶尔有时挑牙神经会痛的现象。

不过，这种判断失误的情况也是少数。

认真讲，现代牙科已经完全具备让患者无痛治疗的条件。局麻药以"碧兰麻"或"斯康杜尼"这两种进口麻醉药为主，有 STA 无痛麻醉注射仪，部分口腔科室还配备笑气镇静，与二十年前以国产药利多卡因或普鲁卡因相比，麻醉效果是质的飞跃。实施无痛治疗，从硬件、软件上来讲没有很大障碍。但是，由于上述种种原因，想要改变大众"看牙一定很痛"的观念，就要深入地普及口腔知识，这是道阻且长的。

♀ 科普

1. 什么情况才要拔牙？能不能不拔

（1）牙体缺损过大，拖延时间太长而无法修复的牙齿。蛀牙时间过长，牙齿长时间受到细菌的破坏，只残留部分牙冠或牙根，现有的治疗手段无法恢复原有形态及功能。如不拔除，不仅影响进食，还会引起牙齿周围发炎、化脓。

（2）严重松动，即使牙周治疗也无法改善的牙齿。严重松动的牙齿，不但丧失了咀嚼功能，还会影响其他健康的牙齿和口腔卫生。

（3）牙齿挫伤、折断而又无法治疗的牙齿。这种牙齿已经失去了保留价值，如不拔除，不仅在咀嚼食物时会引发疼痛，久而久之甚至引起发炎、化脓、颌骨破坏。

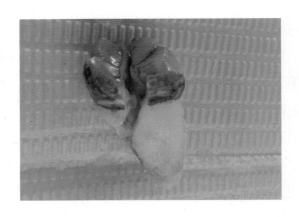

上图是经常开啤酒瓶盖的患牙，被拔除后的样子。

（4）不宜保留的智齿。位置不正常、萌出不佳或经常发炎的智齿需要拔除，如果不及时处理，不仅会诱发炎症，甚至会使邻近的牙齿发生损坏。

（5）治疗需要拔除的牙齿，如因正畸、义齿修复、放疗前需拔除的牙和受良性肿瘤或囊肿波及的牙。

（6）恒牙已经萌出，相应乳牙还未脱落时，应拔除乳牙。

（7）邻面严重龋坏达龈下，反复发炎，牙槽骨破坏，牙齿松动，龈下及根面菌斑结石难以清理，经医生评估根管治疗和牙周治疗效果不理想，可以考虑拔除。

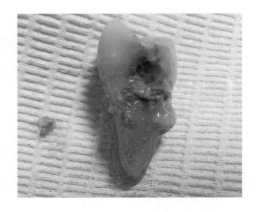

右图为邻面严重龋坏病例。

下图为牙齿根面牙结石附着，形成顽固的牙周炎，导致牙齿松动拔除。

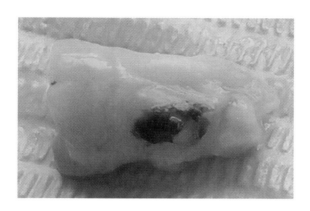

当然，患有牙病的牙齿，最终何去何从，还是要听从医生的专业意见。

2.　拔牙打麻药会变傻吗

大家可能觉得这个问题很奇怪，但是我还真的听到不少人问我这个问题，尤其是一些儿童的家长，舍不得孩子疼，又担心打麻药会影响到孩子的智商。

如果你也有这样的顾虑，大可以放心，口腔科的麻醉，是不会影响人的智商的。

口腔科的麻醉可以分两种：局部麻醉和全身麻醉。

局部麻醉时药物主要局限在口腔，不会进入血液循环，而且所用麻药量比较小，在短时间内就会彻底被身体代谢掉，所以局麻药是不会影响智商的。

而全身麻醉主要用在儿童口腔全麻治疗和口腔颌面外科大手术的情况，目前为止，没有研究显示全麻药物会影响人的智力。

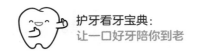
3. 好不容易抽出时间去拔牙，医生却让我下次再来？什么时候不能拔牙

首先，患有一些全身疾病的人群，应该暂不拔牙，等全身疾病得到控制或身体恢复了再拔牙，毕竟生命比牙重要，如心血管疾病、高血压、糖尿病、甲状腺功能亢进症、急性肝炎等。如果患者做过放化疗，一般情况下，3 到 5 年内都不建议拔牙，否则伤口容易长不好。

第二，怀孕期间不建议拔牙，如果非要拔，也要在怀孕中期，即四至六个月期间，胎儿稳定一些后，否则在早期和后期行拔牙术会引起早产或流产，临床上当特别重视。此外，怀孕期拔牙还应注意是否有妊娠性贫血和高血压。

第三，处在生理期的女性一般暂缓拔牙，患有白血病、血友病等血液疾病的人群，拔牙时不易止血，也不建议拔牙。

4. 拔牙是不是都很疼？有没有办法不疼

有些患者一听我说"拔牙"这两个字，脸就变了。在拔牙前特别的紧张。但其实，拔牙没有大家想象得那么可怕。

首先，拔牙前都会打麻药，现在的麻药效果很好，在医生给你拔牙的期间，你不会觉得痛，只能感觉到有人在碰你的牙。拔牙的痛苦，主要出现在拔牙后几个小时，麻药失效之后，痛苦的程度因人而异，与个人体质、耐受能力、拔牙的复杂程度、拔牙过程中的创伤大小都有关系。

拔牙后 2～3 天内可能出现伤口隐隐作痛、少量渗血、局部肿胀、张不开嘴、低热，这些症状都是拔牙后正常的反应，不用太担心。当然，也不是绝对会发生，很多人拔牙以后没有任何不适。

但是，如果出现大口大口地吐血，或者是拔后第 3 ~ 4 天突然出现持续性剧烈疼痛，吃止痛药都不能止痛，则需要及时到医院就诊。

5. 怎样能让拔牙这件事好受点

平时要定期做口腔检查，及时发现留不住的坏牙，尽快拔除。千万不要拖到剧烈牙痛的时候再拔，一方面，炎症会严重影响麻醉效果，另一方面，严重腐烂的牙拔除过程中容易折断，大大增加拔牙难度！

拔牙时需放松心情，积极配合医生可以有效地缩短治疗的时间。拔牙后适当吃点止痛药（如布洛芬），注意不要吃太多，听从医生的建议。

拔牙后的 24 小时内可以冷敷，防止肿胀过度；48 小时后可以热敷，促进消肿。保护伤口，促进伤口愈合。

6. 去医院拔牙，是不是一定要看专家号才行？普通号的医生会不会技术不好

很多人到了挂号的时候就会很疑惑，在挂号时会看到有两种级别，一种是普通号，一种是专家号。挂哪一种呢？

这个问题，具体要看个人的疾病情况是否严重。

如果牙齿状况比较复杂，那么专家号当然是首选。因为专家一

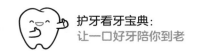
般要承担很多教学、科研以及行政方面的工作，出诊的时间有限，慕名前来的患者也多，因此每个患者看病的时间可能比较短。越是高级别的专家，就越面临这样的问题。所以如果自身的疾病并非特别疑难，就不一定非要挂高级别专家号。

如果需要牙齿基础治疗及日常维护，那么普通号与专家号其实区别不大。普通号对大多数疾病都适用，一般来说，临床上80%的患者看普通号就能解决。所以，如果是常见病，初次挂个普通号，是没有问题的。

而且，在普通疾病的诊疗过程中，你可以结识更多的年轻医生，了解他们的能力，也许这些医生将来就能成为自己的牙齿保健医生。

选择医生时，也可以通过朋友或亲戚推荐的方式，这样可以增加彼此信任与熟识，有助于今后治疗。或者可以从当地的医疗管理机构或医院名单资料中选择自己信任、熟悉或口碑好的医生。

7. 我要去拔牙了，事先需要做哪些准备？要做检查吗

首先，患有某些全身性疾病，或处于妊娠、生理期等特殊时期的人，不建议拔牙，具体情况，我在上面已经说过，这里强调一下，术前不能饮酒，注意休息，调整好血压、血糖等基础性疾病的各项指标，调到基本正常。

其次，拔牙前最好先吃些东西，适当喝些水，避免空腹拔牙出现晕厥。不过也不能吃得太多、太油腻，否则在拔牙过程中容易出现恶心、呕吐，会污染创口，导致感染。

拔牙前最好做常规查血及多项血液检查。虽然会多花一笔检查

费，但肯定利大于弊。

我见过这么一起病例，有位患者在拔牙后大出血，一直止不住，后来一诊断，才发现有白血病，但之前没做检查，患者和家属都不知道。在他们眼里，拔牙出血不止，然后得了白血病，那肯定就是拔牙造成的，不接受"本身有白血病基础病"的医学判断。这时候的尖锐矛盾基本无解。

所以，无论是为自己负责，还是出于规避医疗纠纷的目的，我建议大家在拔牙之前，最好做一下血液检查。

8. 拔完牙≠高枕无忧，加速恢复的小窍门，一起学起来

（1）平静心情，仔细听医生交代术后注意事项，这非常重要!

（2）拔牙后，医生会让患者在嘴里咬上纱布或者棉球，坚持咬住 30 ~ 40 分钟后才能吐去，别咬太紧或咬得时间过长，不利于伤口愈合。

（3）拔牙当天不能漱口，不要多吐口水，避免出血或感染。嘴里有血腥味就反复吸吮伤口、吐掉血凝块，这会导致伤口疼痛，影响愈合。24 小时至一周内口水里面有少量血丝很正常，但是如果拔牙后大量出血，不容易止住，要马上去医院。

（4）饮食方面，拔牙后 2 小时之内不要吃东西，当天可以吃点儿软的、流质或半流质的食物，如馒头、面包、面条汤、粥等，要温凉的，不能吃硬的、热的食物。可以用没拔牙的另一侧咀嚼。注意，千万不要饮酒、吃火锅等。

（5）某些复杂牙拔除术后根据医生交代适当口服抗生素，或

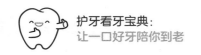
与静脉输液一起治疗。

（6）注意休息，不能熬夜。拔牙后可以半躺着休息，不要立即平卧，也不能马上洗热水澡，以免创口出血。避免高强度运动，不要游泳等。

9. 残根、残冠要不要拔？听说处理不好会致癌

牙齿由于龋坏等原因而致使牙冠的大部分缺损，称为残冠；而牙冠基本上都缺失，仅剩余牙根，称为残根。

一旦形成了残冠、残根，牙齿的髓腔、根管就暴露于口腔的有菌环境之中，细菌可以通过根管而到达根尖，形成根尖周炎，使牙齿成为病灶牙，进一步还可能引起全身的其他疾病。此外，残根、残冠会持续不断地刺激口腔黏膜，有可能引起一些病变，如黏膜息肉样变、口腔溃疡甚至癌变。

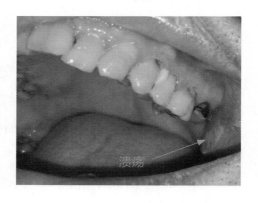

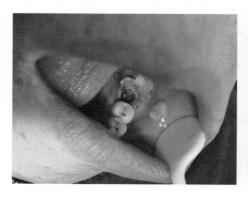

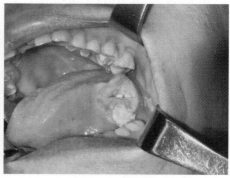

　　所以，我们在日常生活中，如果发现口腔内有残根或残冠，或有长期不良义齿的刺激时，一定要尽早及时治疗。

　　现在，随着口腔材料学的进步和修复技术的提高，恒牙的残冠、残根，只要没有明显的吸收和松动，都可以先进行彻底的根管治疗，然后通过根管打桩进行全冠修复，恢复其外形和功能，或保留进行覆盖义齿修复。

　　但那些不能保留的残冠残根则建议拔除，尤其是那些边缘尖锐的残根，长期摩擦口腔黏膜产生创伤性溃疡，时间太长了可能有癌变的风险。老年患者在这方面病例比较多，应当引起全社会警惕。子女们也应该多关注父母的口腔残冠残根情况，发现问题及时处理。

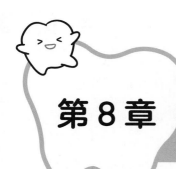

第8章　智齿

引言

在我收到的私信当中，咨询智齿问题的占很大一部分。随着我的"口腔医学深度科普系列"全面铺开，我渐渐地认识到，大家需要的不是枯燥而晦涩的知识科普，而是需要更具体、更具针对性的问题解答。

如智齿到底该不该拔？痛了该怎么办？拔一颗智齿要多少钱？怎么收费差距那么大？为什么有的还要住院？会不会有后遗症等。

我根据这些年接诊患者的经历，结合平时大家比较关心的问题，做了解答。我相信，如果你长了智齿，只要能一字不漏地看完这一章，必定会受益匪浅。

故事

李琦（化名）差不多是我 2019 年接诊过的，是印象最深刻的患者之一了。

当时是七月，暑假刚开始，本就是中小学生来看牙的高峰期。下午一出诊，还没开始叫号，就看见一小伙子早早站在诊室门口等着了，看起来也才二十出头，左手托着腮帮子，眉头皱得老高，眼睛盯着右手攥着的一本书，嘴里还念念有词。

叫了五六个号，小伙子才抬起头进来。疼得话都说不囫囵了，还不忘自报家门，说自己上网查过了，和我是校友，自己是今年考研的，最近忙着备考，每天还没等天亮就跑到操场背单词了，一直等晚上图书馆闭馆才回寝室，学到晚上两点才睡觉。

智齿刚开始疼的时候也没当回事，照样是忍着学习，后来实在受不了了，网上搜了搜偏方，吃花椒、含凉水，各种土方都试了，也吃了止痛药。结果，智齿还是越来越疼，慢慢地左半边头都开始跟着疼了，实在没办法，抽了一天时间来医院。

我自己倒是没考研究生，不过也知道考研有多难。我们那个年代考研不是很流行，大多数学生上到大学毕业，能找到工作，就念到头了。现在不一样，啥都开始"内卷"，近几年，研究生的报考人数一年比一年多。

有的是因为大学生不想离开校园，或者找不到工作，有的是因为报考的单位根本不招本科生，就指望着考个研究生再"镀镀金"！

再说李琦的病，是很典型的智齿发炎，小伙子人收拾得挺利索，但一张嘴，隐隐约约有一股牙齿腐烂的味道，再一看，右下的智齿已经被蛀空了，露出来一个黑色的大洞！洞里还塞了几块肉丝，看起来，倒是没有因为考研亏待自己的伙食，营养还是跟得上的。再往旁边一看，才发现不是单纯的炎症，右上的智齿和邻牙之间的牙缝已经黑了，这是明显的邻面龋，需要尽早拔除。否则，就得拔一送一——旁边紧挨着的那颗牙也保不住。

但李琦的炎症确实有点严重，不能立刻拔，否则易引起感染，后果比现在要严重得多。先拍了片子，又开了消炎药，嘱咐他回去按时吃药，等智齿不发炎了，马上回来找我拔牙，千万不要再拖。

智齿（特别是阻生齿，和这种已经蛀掉的智齿），本来就是一

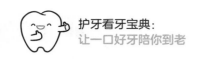
个隐患,现在不拔,以后万一等到考研的时候再发作起来,前面的努力可能都功亏一篑!

被我一吓唬,李琦马上被吓破胆子了,也不说什么"消炎就行了""拔牙会不会耽误学习"这类的话了。反倒老老实实保证,回去以后一定按时吃药,规律作息,好好刷牙,等牙齿一不发炎,马上过来,让我把智齿拔掉。

果然,不到 8 月,李琦就来复查,安排上了两颗智齿的拔除手术,开学之前就拔除成功了,没耽误后面返校复习。李琦还说要加我微信,给我汇报考研情况,等另外两颗智齿长出来之后,再回来找我拔掉。

像李琦这样智齿发炎的病例,在我接诊的患者中并不少见,从十七八岁到几十岁的都有。不少人深受智齿发炎的困扰,但对待智齿的态度各不相同。

有些人觉得拔智齿麻烦,或者害怕拔牙,问我能不能不拔。

有些人觉得,我智齿都疼得受不了了,你一定要给我拔掉,不然就是不负责任!

拔智齿还是不拔智齿?智齿为什么比一般的牙更容易发炎?相信大家心里一定有不少跟智齿有关的困惑。这些问题,接下来我就一一给大家解释清楚。

2019 年春节过后,我因为新冠疫情去一线抗疫,也通过网络平台收到了不少亲友、同事、患者的关心、鼓励和问候,其中就有李琦的问候。

疫情结束,李琦也顺利通过了理想学校的复试,要北上继续攻读硕士研究生学位了,我特别高兴。同时也衷心地祝福每一位患者,生活愉快,工作顺利。

科普

1. 民间说"长智齿就是长智慧",长个牙齿而已,跟智慧真有关系吗?我如果长了,会变聪明吗

长不长智齿,跟你聪不聪明没关系。智齿之所以被叫作"智齿",只是因为它一般是在 18 ~ 25 岁长出的。这个年龄,正处在长身体、长知识、心智逐渐成熟的时期,所以人们把这个时期长出的第三对大磨牙,叫作智齿。但其实,智齿长还是不长,都是正常的。有些人智齿已经完全退化,就一辈子都不会长;有的人长一颗、两颗、三颗、四颗智齿,都是正常的。不必为自己长或者不长智齿感到担忧。你聪不聪明,跟你长了几颗牙,没关系。

2. 为什么有的智齿不疼不痒,有的一长就总是发炎、肿痛,吃不下饭、浑身难受

智齿之所以会痛,有两个根本原因。

一是,智齿萌发的过程中,本身就会产生疼痛。有些人的智齿长得比较正,或者一辈子都不会萌发,可能就不会痛。但大多数人的智齿很容易长斜,萌发时会顶破牙龈,产生胀痛感。

二是,智齿很容易龋坏、发炎。这是因为智齿生长在最靠近咽喉的地方,很难刷洗。再加上经常倾斜生长,或是被牙龈覆盖住大半牙齿,很难彻底刷洗干净。刷洗不到的智齿会有细菌滋生,引发蛀牙、冠周炎,如果炎症蔓延到智齿附近的咬肌等咀嚼肌,会导致咀嚼、吞咽时产生剧痛,连饭都没办法好好吃。

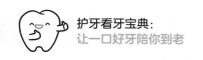
3. 我智齿老是发炎，我该怎么处理? 吃消炎药、止痛药有用吗

有很多患者会问我："徐医生，我的智齿特别痛，但我没时间来拔智齿，有没有什么办法或者偏方能让它不痛?"

缓解的办法，当然是有的。比如大家最熟悉的消炎药、止痛药。但我要说的是，这些方法，只治标，不治本。它只是控制了炎症、短暂缓解了疼痛，但导致你发炎的祸根没解决。就算能治一时，下一次还是会发作。

尤其还有些患者，跟我说，智齿疼，牙槽附近都肿起来，导致不敢刷牙，一碰就难受。但越是这样，发炎越是严重。

因为智齿发炎的根源之一，就是死角的食物残渣积留，滋生了细菌。越是发炎，越要勤快点刷牙、用牙线或冲牙器清洁缝隙。

总结下，我对智齿发炎、疼痛患者的两点建议。

（1）好好刷牙、清洁牙缝，把脏东西都清理掉，细菌数量减少，自然而然就不发炎，或减轻炎症状况。

（2）如果智齿经常发炎，那在消炎了不疼之后，赶紧去拔智齿吧。经常发炎，说明它长的位置很可能不正，更要尽早处理。

发炎、疼痛，其实还都算是小事，怕的是智齿阻生、龋坏，影响到旁边的牙齿，等到要拔牙的时候，拔一送一，那就亏大了。

所以还是奉劝各位，长得不好、容易发炎的智齿，不如拔了，一了百了，免得夜长梦多。

4. 长智齿了，一定要拔掉吗？不拔会怎么样

关于智齿到底该不该拔，目前口腔医学界普遍认为，如果智齿经常发炎，则应视为口腔病灶，无论长得正，还是歪，都必须拔除，这点毫无疑问。

从来不发炎的智齿，如果长成正位，有正常咬合功能，无龋坏，可以保留不拔。

但是，如果是肉眼可见的前倾阻生型，不管是否发过炎，一般是建议拔除。

还有一种情况比较多见，即低位埋伏型智齿，多为水平埋伏。是否需要拔除，目前尚无绝对权威观念，虽然有少数病例可发展至影响邻牙健康，或形成"含牙囊肿"而不得不接受手术，但大多数并无此类倾向。更多的，是在拍摄口腔全景片发现有智齿埋伏，无任何自觉症状也无相关主诉，多数是在其他牙齿治疗时拍片偶然发现。

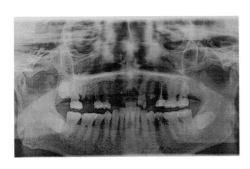 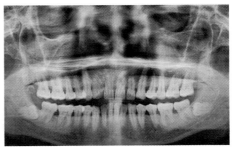

考虑到此类智齿拔除术，创伤大、操作复杂，如果没有出现临床症状，多可动态观察，不一定必须拔除。当然也有人做了预防性拔除，这种就像少数人做预防性切除阑尾一样，不建议也不反对。

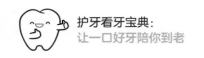

5. 我的智齿是横着长的，把前面的牙齿也顶到了，不拔牙会怎么样

如果智齿经常发炎或位置不正，仍固执不肯拔除，最常见的危害一是智齿冠周炎，二是造成相邻牙的损害。

智齿冠周炎最为凶险，它既可以平淡无奇，消炎即愈，又可以肿胀封喉，甚至要把气管切开，才能保命。

大部分的三甲医院口腔科，每年都会收治一些患者，因智齿冠周炎并发颌面间隙感染而住院。有输液消炎治愈的，也有发展至口内或颌下切开排脓的。

部分患者智齿发炎是在大量饮酒后诱发，抗炎治疗上有一些棘手，无论是头孢类，还是甲硝唑都是禁忌用药。

至于智齿造成邻牙损伤，这是一种极其普遍的现象，也是年轻人因为没有早期拔掉智齿，而最终后悔莫及的常见原因，其中前倾阻生智齿尤为多见。

因为智齿水平向前直抵邻牙侧面，形成敞开式间隙，极易存留食物残渣，较难清理，时间一长则形成邻面菌斑，并产生龋坏，邻牙即进入快速毁灭崩解期。

临床上，经常出现因为前倾阻生智齿而"拔一送一"的病例。

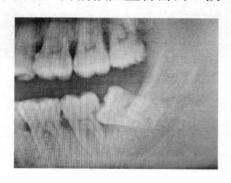

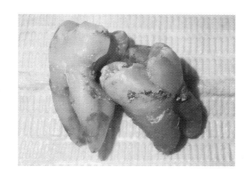

6. 为什么我说怀孕之前一定要拔智齿，否则就是在嘴里安定时炸弹

女性朋友看到这里，一定要注意。我不是在危言耸听，而是临床上实在有太多血淋淋的例子！

两年前，我的科室就收治了一位孕妇，智齿冠周炎并发颌面多间隙感染，入院不久，即因呼吸困难转 ICU，紧急气管切开，并同时剖宫产一婴儿。

虽母子双保，但教训深刻。所有参与抢救的医生，均如同经历了一场艰苦的战役。而这样的病例在全国范围内的三甲医院并非罕见。

女性怀孕以后，由于激素水平升高、糖分摄入量增加，一旦智齿没有及时拔除，极易产生智齿冠周炎以及邻牙龋坏，造成细菌感染。

不治，孕妇痛苦是一方面，细菌感染一旦入侵到深层，到那时候就会影响到胎儿的生命安全。

可如果要治疗，肯定要用到大量的抗生素和激素药物，对胎儿同样不利。

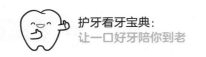

总结一句话，智齿对孕妇的危害实在太大，而孕前口腔体检十分必要！

我在此再次强烈呼吁，请广大备孕女性，务必立即、果断、趁早、毫不犹豫地拔掉智齿病灶，尤其是最为常见的前倾阻生智齿！

7. 我每次去牙科都紧张得手心出汗，拔智齿会不会很疼

每次我向患者建议拔智齿的时候，经常会听到"一定很痛吧""会肿起来吧"这种负面消极的回应。看来拔除智齿极不好受的观念，在人们心中已经根深蒂固了。

那么拔智齿到底痛不痛呢？

这个和医生的技术、麻药的选择、患者的疼痛耐受阈值都有关，一般来说完全不痛，或者稍有疼痛但可以耐受。

现如今口腔医疗已经大有改善，进口局麻药"阿替卡因肾上腺素注射液（碧兰麻）"和"盐酸甲哌卡因注射液（斯康杜尼）"早已成为绝大多数牙科的常规首选，口腔镇痛效果卓越。

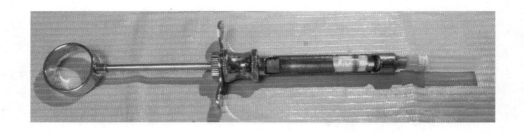

所以，患者在拔智齿的时候，基本上没有什么痛觉。大家可以放心。

8. 为什么拔智齿价格差这么多？有的只要一两百，有的要几千块

拔除智齿的难度，根据患者情况不同，有天壤之别。

有的简单得就像割个鸡眼，有的复杂远超阑尾炎手术，不同的智齿，决定了不同的风险，不同的费用。

一般来说，已经萌出的上颌智齿大多都能轻易拔除，而且很快就会愈合。相比之下，下颌智齿拔除难度大、愈合的速度缓慢，且拔牙时的危险性也相对较高。

下颌智齿附近存在着下颌神经管，里面有神经、血管，拔牙时必须特别注意，以免损害到这条神经。一旦损伤则可造成半侧下唇麻木，也有可能导致凶险性出血。

别的不说，就拿我大学口腔系的同学讲吧，一晃都是二十年前的故事了。当年我们的实习带教老师演示拔智齿，一个同学的智齿水平阻生，老师当众予以拔除，结果下颌神经损伤，半侧下唇麻木，过了五年之久才恢复约九成。

其次，智齿分各种类型，从直立到前倾，到水平，到埋伏，身价一路飙升。

为什么会出现这种状况？

因为随着它的头（冠部）往下低，手术难度直线上升，表现在以下两个方面。

（1）由于受前面的邻牙遮挡，智齿越往下埋伏，越无法直视，器械因为邻牙阻挡也难以直达术区，哪怕嘴张到最大，也很难看到。

（2）冠部越往下，根尖越接近下颌神经管，需要更谨慎防止

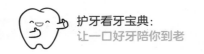
损伤，对术者技术及心理素质要求更高，风险也逐渐增大。

所以，当大家找到牙医准备拔智齿前，只能希望 X 线片上你那颗智齿能尽量"高昂着头"了。头越高昂，价格越低；头越低，价格越高昂。而且有可能医生也得升级换人。

如果大家看不懂什么是头低，什么是高昂，大概是什么价位，右侧是示意视频，非常直观。当然，这些价格并不是临床牙科指导价，只是作一些提示。

视频 8-1

除了智齿本身的因素，不同的医院、牙医或口腔科医生，由于不同的颌面外科技术和意识，不同的抗风险能力，不同的医患关系影响，会导致一部分智齿患者问诊不同的医生，而得到不同的手术方案，价格自然也不同。甚至有的医生建议全麻，有的医生可以局麻拿下。

9. 拔完智齿之后，如何能快速痊愈？需要休息几天吗？什么时候可以恢复正常的学习、工作

拔完智齿后，首先，最重要的一点就是不要吐唾沫或者吮吸拔牙的地方，更不能用舌头去舔或者挑弄。这对伤口愈合是有弊无利的。

刚拔完牙的这一天，不要刷牙和漱口，不然牙刷或是水流会将凝结的血块冲走。第二天如果情况好一点了，可以刷牙漱口，但动作一定要轻柔，牙刷毛不要去刷创面。

作息方面，注意休息，别熬夜。术后两天饮食以清淡、温凉的流食为主，具体要注意哪些，我会在后面的问题进行解答。

拔除智齿之后，一般不影响基本生活，上班、上学都不耽误，但是不要从事重体力劳动和剧烈运动，也不要大声说话、大笑，以免牵动创面。

10. 我拔完智齿，脸会不会肿成包子？每个人拔完牙脸都会肿起来吗

一些复杂智齿拔除的难度较大，创伤也会较大。拔智齿的那一侧，智齿周围会逐渐出现程度不同的肿胀，严重一些的，半边脸会肿胀成包子一样。但是这样的肿胀是正常的，不要害怕。

肿胀是我们人体面对创伤的一种反应，智齿周围的血液循环会增加，以尽快修复这个创伤。血液循环的增加带来了肿胀的表现，实际上，肿胀说明我们身体在启动应急机制，对拔牙的创伤进行修复，只不过拔智齿导致的肿胀可能会比较明显，并且在第三天的时候达到肿胀的高峰，之后便会逐渐恢复正常。

遇到这样的肿胀不要担心害怕，肿胀只是一过性的。

拔牙后可以用冰袋冷敷拔智齿侧面部，起到止痛凝血、防止肿胀过度的作用。一般 3 天之后可以热敷，促进血液循环来减轻肿胀。

同样，也有不少的智齿拔完后基本不出现肿胀反应。智齿的类型、术中的微创、患者的个体差异都影响术后反应。

11. 拔完牙一直流血不止怎么办？有什么办法能止血

因为智齿附近相邻的牙槽小血管较多，所以拔智齿也有损伤小

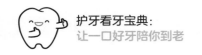

血管的风险，术后要观察是否有止不住的出血。

人一般看到出血都会很紧张很害怕，拔牙后 2 天内，唾液中带少量血丝都属于正常现象，若出现伤口剧烈疼痛，或出血较多的情况，就及时来找医生看看是否有血管的损伤。

如果有出血千万不要害怕，缝合止血或者填塞止血，都可以让智齿区域停止出血。

不要因为出血而惊慌失措，因为即使智齿术后出血也只是渗血，这点儿血量是不会导致严重后果的，只要及时去找医生止血即可。

右侧是拔智齿后第二天出血，在口腔科进行清理血凝块的视频，晕血者就不要扫码观看了。

视频 8-2

12. 拔完牙感觉张不开嘴巴，怎么办？会不会面瘫啊

由于智齿拔除难度较大，张嘴时间较长，可能拔牙过后会有关节不适。

有些人可能出现张不开嘴的现象，也有可能出现口角撑裂肿胀，有些人可能出现张口时关节区疼痛的症状，这些短暂存在的症状，可能是张嘴时间过长导致的一过性损伤，也可能是由于局部肿胀或炎症引起。

随着伤口的恢复，肿胀的消退，关节的不适也可以逐渐恢复。关节区局部的热敷可以促进张口不适的改善。大家尽可放心，拔智齿不会造成面瘫。

13. 拔完智齿之后，牙齿还是疼，医生给我配了药，一定要吃吗？可以吃止痛药吗

拔智齿后，一般可以不吃药。但是如果拔牙时间较长，创伤较大，或者全身情况较差时，感染的风险就会增加，应口服抗生素预防感染。

如果出现拔牙后疼痛，也可以口服止疼药如布洛芬来缓解疼痛。

拔智齿后的疼痛，一般来说是可以接受的，并且是逐渐减轻的。

如果拔牙后出现了反复发作、难以忍受的疼痛，可能说明伤口有感染，或者出现干槽症，这时需要及时就诊，检查处置。

有一个非常常见的情况，你的疼痛可能是由智齿顶坏的邻牙发炎引起的，多半是邻牙牙髓炎，如果智齿拔除后还是疼，也要考虑这个问题。

14. 熬夜、压力大，会导致智齿发炎吗

熬夜的确容易引发智齿冠周炎，原因是熬夜会引起机体抵抗力下降，免疫力一旦下滑，什么病都容易钻空子。免疫力下降后会引起多种疾病。

但熬夜充其量只是个诱因。智齿之所以会痛，根本原因还是前面提到的，可以再回顾一下。

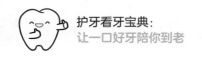
15. 拔阻生智齿的过程是什么样的

整个过程包括：打麻药，切开牙床，除去部分骨组织，切割牙齿解体，最后缝合伤口。

附一例埋伏阻生智齿拔除术全程视频，可以扫码观看，涉及手术画面，有晕血及恐惧心理者请略过。

视频 8-3

16. 据说拔智齿堪比整容，是真的吗？拔完智齿，能瘦脸吗？能否全面科普一下拔智齿的利弊

拔智齿没有任何整容效果，拔完智齿不能瘦脸，之所以有这种传言，可能是因为拔智齿后有明显的面部肿胀反应而显得人长胖了，后来消肿以后形成一种瘦脸的反差。关于拔智齿的利弊，我认为大家可以通过本书了解得差不多了，如果自己确实存在智齿的诸多困扰，建议找当地的三甲医院口腔科医生进行详细问询与诊疗。

17. 嘴里长了好几颗智齿，是一颗一颗拔，还是可以一次性全拔掉

不建议一次性拔除四颗，一来是出血可能稍多；二来张口时间长可能不耐受；三来会影响正常进食。所以一般建议一侧上下牙一起拔除，不影响另一侧牙齿的使用。

但是，如果四个智齿难度都不大，患者年轻，身体及心理状况佳，向医生提出一次性拔除也未尝不可，毕竟很多年轻的正畸患者都是一次性拔除四颗双尖牙，一般也可以耐受，术后反应也不大。

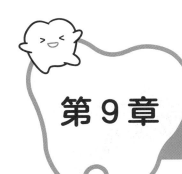

第9章　牙齿矫正

　　我在网络平台上发布的数以百篇科普文章当中，拖的时间最久、最难以下笔的，莫过于口腔正畸了。

　　单在收费这一点就足以令大家迷茫。口腔正畸为什么有的贵、有的更贵？为什么有的人要拔四颗牙？到底选择哪种方案？会复发吗？反弹了怎么办？怎么还会引发颞颌关节的紊乱？儿童牙齿矫正应该从什么时候开始？成人可以正畸吗？正畸后该怎么清洁牙齿？为什么医生还会婉拒部分病例？

　　关于正畸那些事，太值得好好说道说道了。因为关注的人太多了，其热度已经超过智齿、根管治疗、烤瓷牙、牙周炎等。

　　这么多人都在关注的问题，如果没有正确的科普，会多花不少的冤枉钱不说，甚至可以改变一个人一生口腔健康之路。

 故事

　　这是一个本院职工的孩子，15岁，因"地包天"来求诊。

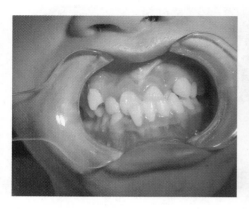 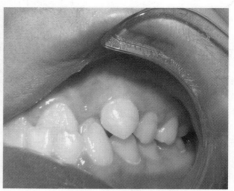

　　这种病例,如果在六七岁刚换门牙时做早期矫正,既简单又舒服还快捷且省钱。而现在,初定方案为上颌扩弓以后再行全口矫治,既麻烦又不舒适还慢且费钱,比早期矫正时间多花十几倍,费用高十几倍。

　　如果父母及时地看到靠谱儿的科普,或者问一下靠谱儿的牙医,这一切都可以避免。然而,他们得到的信息是"矫牙要到十二三岁乳牙换完了再做",这是一种看似正确实则片面的科普,他们不知道"地包天"是特例,牙性地包天,换牙即可开始矫治,少部分病例四五岁就可以进行干预,只要孩子能配合。

　　但是,骨性地包天是不是需要尽早矫治,这个在学术圈尚有争议。有些人建议尽早矫治,有些人认为早期矫治虽然可能避免骨性畸形的发展,但没有确凿证据。另一些人认为,早期矫治花那么多时间,最后不能预测到底颌骨畸形会发展到什么程度,有可能做了很多年以后,还得再做手术,这个其实是一种很大的浪费,甚至有可能再走弯路。所以,还不如等到十四五岁颌骨发育完了之后,根据颌骨的情况再决定到底是做正畸还是做手术。目前两种观点都存在,学术圈现在还没有统一的意见。

少部分骨性地包天患者，如果得到极其专业的评估，早期干预，甚至有一定概率避免成年后做高风险的"正颌手术"（打断颌骨并移位接合），有些人因为拖到成年以后发现地包天，不敢接受正颌手术，一辈子都走不出"地包天"的自卑社交心理。当然，牙性地包天和骨性地包天，在早期干预的效果与转归方面，的确存在差异，需要专业的正畸专科医生进行综合评估。

本来能够早期干预而错过了最佳时机，就像我说的这一例本院职工的孩子，对我触动很大。父母的眼光和认知，决定了孩子一辈子的健康与幸福。这与职业无关，与素质无关，很多高素质的高级知识分子，同样也耽误了孩子。

关于成人正畸，大家的顾虑比较多，话说，我老婆也是个狠人，她在 31 岁时还给自己做了正畸。她自己原本长有两颗小虎牙，外加下牙不齐，耿耿于怀多年，却因为种种原因没有处理，后来她自己做了正畸医生，为了更深刻地体会正畸患者在牙齿缓慢移动中对弓丝力量的感觉，八年前在武大口腔医院正畸科进修时，顺便做了正畸，拔了四颗牙，那年她 31 岁。

所以，成人能不能正畸，口腔正畸医生现身说法：在牙周健康的前提下可以放心大胆地做。当然，成人正畸往往考虑因素比较多，难度相对较大，对正畸医生专业度的要求更高，同时也会在收费上产生明显的差异，很多医院的成人正畸需要加收 50% 费用。

有人觉得正畸昂贵，是因为使用的材料不同，绝不仅仅是这样。

口腔正畸就像重新改造已经装修好的房子，改造方案非常重要，正畸专科医生设计的方案最值钱，而不是材料以及具体操作。方案不当，物料再到位，后果也会不堪设想，败局无法逆转。

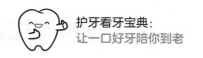
所以，正畸真的是对人生有影响的，而口腔正畸的门道有那么多，我希望通过深度科普来进行全方位解析，以期能回答开头那些令大家迷茫的问题。

♀ 科普

1. 为什么有的人整牙拔八颗牙，有的人一颗都不用拔？可以自己决定吗

你们可能经常会听到人说，为了正畸，拔了四颗牙，少数人甚至拔了六颗牙、八颗牙，但还有一部分人，却一颗牙都不用拔。拔不拔牙，能自己决定吗？

我的答案是：不能！

正畸医生让你拔牙或者不拔牙，都是经过综合的考虑，都是为了从专业的角度保证你的治疗效果。该拔的就必须拔，不该拔的，给钱也不拔！

正畸拔牙的目的，是为了让牙齿排列整齐，调整咬合，改善相貌，从而获得更稳定、更美观的治疗效果。

一般来说，有两种情况是需要拔牙的。

一个是牙列拥挤，这种患者的牙齿都挤到一起了，挤得歪歪扭扭的，这是因为牙槽骨空间不足，牙齿没地方待了，这种情况就要拔牙，才能腾出位置，让牙齿整齐地排着。

另一个是骨性不调。什么是骨性不调呢？直接点说就是颌骨比较突出，也就是嘴巴有点突出。

有的人牙齿挺整齐的，可还是想整牙，就是因为嘴巴有点外突，不好看。这种情况呢，有的需要拔牙，通过拔牙，适度内收颌骨，来掩饰骨性不调的问题。

虽然科学的拔牙正畸是无害的，但正畸拔牙前务必谨慎。必须基于准确的诊断和完善的治疗方案，否则不当拔牙治疗会引起严重后果，甚至引起难以收拾的残局，给患者身心带来的损害无法弥补。

当然，应当拔牙治疗却没有拔牙的话，也会达不到治疗效果，并且极其容易复发。

所以，重点是一定要找专业的正畸医生！

2. 整牙是不是会让牙齿变松，会伤牙

我的老婆也是牙医，并且是牙正畸专科医生，她在正畸科这么多年，80% 来正畸的患者都会问的一句话是——整牙会不会让牙齿变松？以后会不会早早地牙齿就掉了？且听我细细分析。

一方面，我们在给患者整牙前，一般会做一个全面的口腔检查，把嘴里的问题都处理好，比如蛀牙、牙周病等。

而大多数人如果没有整牙的想法，很少会到口腔科检查这些牙齿问题，也就被耽误了，等到这些问题发展到晚期才发现，可那时候也晚了！

另一方面，整牙以后，整齐的牙列容易维护清洁，不会因牙齿的排列参差不齐而遗留多个卫生死角，刷牙效率会高很多。

还有一个原因，整牙的人，比一般人有更好的护牙意识和护牙习惯。因为整牙期间口腔卫生是第一重要的，不仅戴着牙套清洁更

麻烦，牙齿出了问题也会影响到整牙的效果。

所以一般正畸医生对整牙的患者说得最多的一句话，一定是"好好清理牙齿"！整过牙的朋友一定深有体会。

但是，如果患者在整牙期间没有听医生的话，不重视口腔卫生，可能会导致更严重的蛀牙、牙龈炎等，因为戴着牙套清理起来不方便，矫正后，就会得到一口整齐的烂牙。下图展示的就是正畸以后全口牙脱矿的样子。

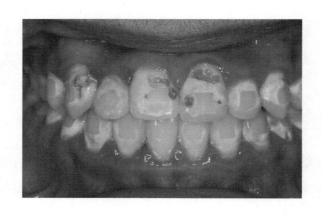

综上所述，科学地进行矫治，并在矫治过程中严遵医嘱，会让你的牙齿更加健康，不会导致牙齿松动甚至早早脱落的情况。

但是，不科学的牙齿矫正，尤其是正畸方案设计错误，患者依从性差不遵医嘱，都有可能造成牙齿健康的重大损害，甚至无法收拾。

3. 整牙会导致牙龈退缩，产生黑三角吗

有的人整完牙之后会发现，牙缝和牙龈之间出现了一个个黑三

角，就觉得整牙会导致牙龈退缩。但是也有人矫完牙后没有黑三角，这要怎么判断自己整牙后会不会出现黑三角？

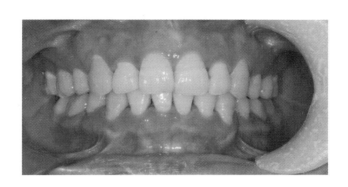

上图是正畸之后下前牙出现黑三角的病例。一般出现黑三角的人，都是因为牙列拥挤去整牙的人。也就是牙齿都挤在一起，挤得歪歪扭扭的人。

为什么呢？整齐的牙齿，牙槽骨是健康的，牙齿和牙齿之间有一块尖尖的突出的牙龈组织填充，也正是因为有这块牙龈，我们的牙齿才不会有黑三角。但是牙列拥挤的人呢，他们牙齿和牙齿之间牙槽骨是存在缺陷的，没有填充的牙龈组织，平常挤在一起，也看不出来。可当我们通过矫正的方式把这些牙齿排整齐，牙齿缝之间牙槽骨的缺陷、牙龈的缺失就暴露出来了。

所以不是整牙导致牙龈退缩，而是整牙让你暴露了原本就存在的缺陷。成人正畸尤其多见。

但是如果是青少年时期就整牙，多半是不会出现黑三角的，这时候相当于一边整，你的牙槽骨还在一边发育，所以拥挤牙齿之间缺少的牙槽骨还能再长出来。

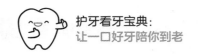
4. 牙齿矫正花多少钱才不算被坑

相信大部分人对"整牙"的印象，除了能变好看，就是贵。再加上，找不同的医生咨询的时候，价格浮动很大，中间可能差了好几万，这也让很多人在想，那些报高价的医生，是不是想"坑人"。甚至有很多人说，正畸是个暴利行业。

要回答整牙花多少钱合适，会不会被坑，是不是暴利这些问题，首先要跟大家说一说整牙的费用为什么会这么高。

（1）正畸医生的稀缺

大多数人都不清楚，要培养出一个正畸医生是一个非常漫长的过程。一个优秀的正畸医生需要至少 5 年的大量病例训练才能基本成熟，所以技术的积累、人力的投入、资源的投入才是正畸时治疗最大的费用。

而现在，正畸医生是非常稀缺的，注册中华口腔医学会正畸专业委员会的也就三千多人，可想正畸的人有那么多，技术好的正畸医生更是非常难得。

后来开始出现了隐形矫正，一些全科医生开始转为给人做隐形矫正，不管专不专业，在一定程度上都缓解了正畸医生供不应求的局面。

（2）材料费用

一般来说，传统的、美观性没那么强的钢牙套的价格会低于美观性强的陶瓷牙套、隐形牙套等，特别是隐形牙套，是伴随着数字化正畸的兴起而出现的，技术的更新换代所产生的成本费用也会导致价格的提升。

所以，我的建议是，如果准备正畸，第一考虑的一定是医生的技术，最好是有口碑积累的医生，而不是钱。毕竟，如果医生技术不好，最后不仅牙没整好，还可能导致非常大的副作用，你花再少的钱也是白费，对自己身体、颜值的伤害可能是无法逆转的。大家永远要记住一点：正畸是关系自己一辈子的大事。

当然，技术好的医生费用往往也会更高。所以，如果已经决定好要做正畸，就要选择自己经济能力范围内最专业的医生。

5. 小时候换牙的时候，大人说"不要去舔新生的牙齿，不然牙齿会长歪"，是否有依据？是否有方法预防牙齿不整齐？还是说牙齐不齐纯看命？为什么乳牙多见都比较整齐，但是恒牙整齐的就少得多

有一些不良习惯会导致牙列不齐。比如口呼吸、偏侧咀嚼、咬下唇、吐舌、舔舌等。舔牙引起牙齿不齐有一定道理，但是如果只是偶尔为之，影响不大。牙齿不整齐主要有两个原因：先天性因素和后天性因素，先天性因素包括人类演化导致的牙颌退化，这个目前无解，主要表现为牙列拥挤，先天性因素还有一个就是遗传，这可以说是看命。但后天因素可以预防，比如上述不良习惯的及时纠正。的确恒牙整齐的比乳牙少，这反映人的退化现象。

6. 看过一个说法，牙齿整齐的人嘴凸，嘴不凸的人牙列拥挤，所以可能绝大部分人都有整牙的需求。是否如此？怎么判断自己是否需要整牙？整牙有人成功，也有人失败，失败的后果是什么

嘴凸和牙列拥挤是牙量大于骨量的两种表现形式，现在天然好

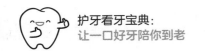
看的牙的确不多，可以认为多数人可能都需要矫正。判断是否需要整牙，最主要是自己的美观需求，其实在于个人追求，而不在于医生。规范的矫正大多不会影响牙齿健康，失败的矫正包括没有达到目标，或者造成严重后果如开唇露齿、骨开、咬合不良，或者牙齿健康的损坏。

7. 几岁之后就不能整牙了？成年人整牙还有效果吗

很多成年人想整牙，但是会有顾虑：我都已经成年了，还可以整牙吗？整牙还有用吗？效果会不会变差？

其实，我们的牙槽骨是终生都在改建的，所以理论上，不管你是未成年人，还是成年人，甚至是老人，只要愿意，都可以整牙。

不过，成人正畸确实会比青少年正畸更复杂一些。因为青少年是在生长发育阶段，相当于建一栋大楼，是从头建起的。而成年人的骨骼生长已经完整，这时候再正畸属于在一栋已经建好的房子上修修补补，对医生的技术要求更高，也需要更长的时间。

所以，如果是成年人整牙，会有效果，但是对后期佩戴保持器的要求会更高，因为复发率高，所以不仅要坚持戴保持器，也要戴更长时间。

8. 这几件事没做好，整牙的钱可能就白花了

如果你问我整牙期间什么事情最重要，我的答案只有一个，并且我相信所有的医生答案都会是这个——清洁。

正畸患者吃饭后，牙套、弓丝、结扎丝、结扎圈周围会聚集食

物残渣，比较难打理，但是又不得不打理，因为如果不及时清除，轻则令牙面脱矿，形成白垩色斑块，重则蛀牙、伤及牙髓。

　　下图就是一个典型的病例，该患者由于整牙期间清洁不良，虽然牙排列整齐了，但却产生了大量的白垩色脱矿病损，影响美观。就是牙齿看起来，颜色不均匀了，有一块一块看起来非常病态的白斑。

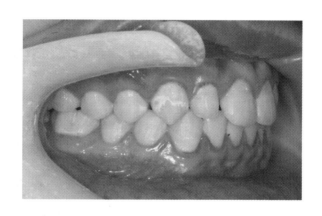

　　所以，如果你正在做正畸，下面这三点建议，你一定要遵守！

　　（1）每天至少刷五次牙，即每天起床后、睡觉前、三餐饭后均要刷牙。

　　（2）为了保证刷干净，可以用巴氏刷牙法刷牙，或者用电动牙刷。

　　（3）刷牙同时，我还推荐牙缝刷和冲牙器辅助清洁，适当应用再矿化类漱口水。

　　否则，牙齿虽然整齐了，但是摘下牙套，得到的却是一口整齐的烂牙！大家也很明显能看出来，美观性好不到哪里去。

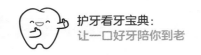

9. 你知道怎么选牙套吗？牙套越贵越好？看这篇帮你省钱

牙套大体可以分为传统固定牙套和无托槽隐形牙套。

传统固定牙套又可以分为以下三种。一种是不锈钢制成，也就是我们常说的钢牙套。这种技术普及率最高，我们经常看到的牙齿上箍着钢丝一样的东西来做牙齿矫正就是这种。

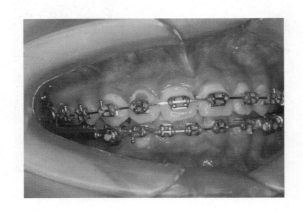

结实、耐用、高效、便宜，是目前最主流的牙套，但美观性和舒适性很差。其中有一种自锁托槽会稍微贵些，主要优势是不用结扎钢丝，刺激小，摩擦力更小，医生操作快。

第二种是陶瓷托槽矫正器。

这种矫正器托槽是由陶瓷所制，和牙齿的颜色很接近，但由于用于串联的钢丝还是不锈钢颜色的，所以整体只能隐形百分之七八十。

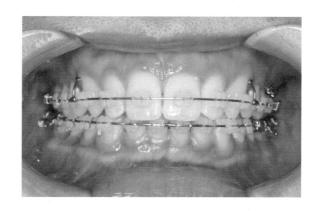

这个价格相对于第一种传统钢牙套会稍微高点，而且由于材料脆性较大，使用与维护比较麻烦，但和钢牙套的疗效是一样的。

第三种是舌侧矫正器。

我们平常看到的牙套都是戴在牙齿外侧的，是我们能看得到的这一面，而舌侧矫正器呢，是在牙齿内侧，也就是靠近舌头的那一面。优点显而易见：完全看不见，美观。但也仅此而已！

缺点也可以想见：操作难度大，每次治疗时间长；对舌头有较大的刺激，不舒服；甚至刚开始戴上之后说话都说不明白，吃饭也会有影响；卫生不易维护；且疗效不如传统矫正器；费用相当高。

简言之，这种矫正器除了美观，几乎没有优点。因此这种矫正器使用分化大，部分医生拒绝使用。

第四种，无托槽隐形矫正器。

这种矫正器不使用托槽和钢丝，矫正是通过一系列电脑设计制作的透明树脂牙套来完成，患者只需将不同时期的牙套带回家，按要求逐步替换，来完成矫正。

透明牙套隐形矫治只需要少量与牙色接近的附件粘在牙面上，

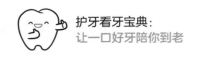

几乎看不到，能够让整牙的朋友在别人不容易发现的情况下完成牙齿的蜕变，不影响社交及上镜，因而也成为很多影视明星、商务人士整牙的唯一选择。

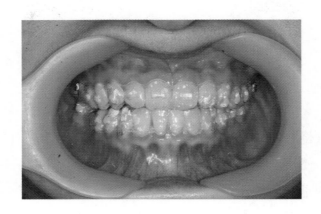

缺点则是价格高昂。因为医生需要提前设计模拟牙齿移动的方案，是整个治疗技术含量最高、决定疗效的关键部分，不同医生设计出来的牙移动变化可能大相径庭，结果也会有天壤之别。医生不仅需要传统正畸的丰富经验，包括对于咬合的深刻认识、审美的知识和眼光、对功能的全面考虑，还需对于隐形矫治软件的深入学习和熟练使用。

10. 摘了牙套就懒得戴保持器可以吗？那你整牙的钱就白花了

整牙是借助外力改变牙齿的位置，牙槽骨和牙周膜都要发生改建，才能适应新的位置，这是一个非常漫长的过程，所以摘下牙套之后，还需要坚持戴保持器。

现在的保持器都是透明的，所以不用担心不好看，只是吃东西的时候需要摘下来，吃完之后还要刷个牙再套上去，会比较麻烦。

也因为麻烦，很多患者在戴保持器的阶段就偷懒了，觉得摘了牙套牙齿已经很齐了，就不用戴保持器了。实际上，这样很容易复发，不得不重新整一次，花了两倍的钱和时间。所以一定要坚持戴保持器。

大多数人保持器要戴两年。前半年到一年，除了吃饭和喝热水外，全天都要戴着保持器；一年后睡觉时戴着就行。

但有一些患者，一开始就有牙周病，门牙间隙、牙齿扭转比较顽固的，可能就需要终身佩戴保持器，不过这样的情况还是比较少见的。

11. 保持器需要戴多久？有的人要戴一辈子！你是要戴一辈子保持器的那个人吗

大多数情况下，保持器需要戴 2 年，但也有一些患者，他们需要终身佩戴。

比如因为下牙太挤了，牙列歪歪扭扭，矫正时候却没有拔牙的患者；还比如上下前牙牙缝比较多、比较大的患者，通过矫正让牙齿排列紧密后，也可能需要永久保持。

不过大家不用担心，我们说的永久佩戴保持器，不是说以后每一天都要戴。保持器的佩戴要不断减时间，从最初的全天都要戴着，到后面只有睡觉的时候戴着，再到隔天佩戴，再到一周一次、一个月一次，这样慢慢摘掉。

但是如果当你发现，间隔时间延长了以后，重新戴上保持器会

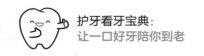
特别紧，那就说明你的牙齿有一点移位了，那就不能减时间，需要按照当前频率佩戴。

如果一直减下去都不会紧，基本上就可以脱离保持器。而终身佩戴的意思就是每周或者每个月，你需要拿出你的保持器再戴几天或者几晚。仅此而已。

12. 隐形矫治可以代替钢牙矫治吗

传统的固定矫治，就是我们常说的钢牙套，是用钢丝把粘在牙齿上的托槽串在一起组成的牙套，流行了很长一段时间。

近些年来，随着数字化的发展，也出现了无托槽隐形牙套，并且非常受欢迎。

无托槽隐形牙套的优点非常明显，美观，不仔细看都看不出戴了牙套，方便摘戴，饭后清理口腔也很方便。所以越来越多的人会要求戴隐形牙套。

但实际上，隐形牙套从治疗效果上来讲，还是不能完全替代传统的钢牙套，还是会有一些特殊的情况，靠隐形牙套是没办法矫正的。

比如需要拔比较多的牙，牙齿需要移动的位置比较大等，隐形矫正就不太适用了。如果想知道自己的情况可不可以做隐形矫正，需要到医院进行面诊，具体案例具体分析，医生会告诉你答案。

最后还是要重申一句，隐形牙套只是一种工具，整牙效果好不好，关键在于医生。医生靠谱儿，用什么工具都可以做好。医生如果不专业，用什么工具风险都很大！

目前，能够熟练掌握隐形矫治技术的正畸医生很少，但由于隐形矫正的利润诱人，使得很多不具备专业技术的医生铤而走险，把希望寄托在产品的自动矫正功效上，产生的不良后果和医患纠纷很多，更有患者甚至直接淘宝定制隐形牙套，最后形成灾难性后果，有的开颌或骨开裂，连正畸医生也不敢接手了。这一点值得所有医生和患者共同警惕！

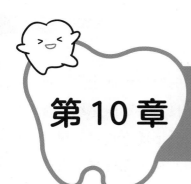

第10章　烤瓷牙

★ 引言

烤瓷牙如同一把双刃剑，用对了保护牙齿，用错了伤害牙齿。当前，烤瓷牙市场泛滥成灾，最突出的问题是适应证选择不当，不该做的病例做了，后期乃至一辈子都在承受它带来的口腔健康损害。

📖 故事

30岁的孙女士一眼看上去面容无比靓丽且极有气质，然而，当她就诊时，露出一口色泽呆板的烤瓷牙，以及全口充血肿胀的牙床，带着浓烈的口臭，一下子降低了很多美感。她的后半生，也因牙齿问题蒙上了灰暗的色彩。

她前来就诊主要是想解决牙床肿胀的问题，然而，一拍片发现问题相当严重。上颌前牙六颗烤瓷连冠有松动，根尖大范围骨质破坏，囊肿形成。建议先拆除烤瓷牙后再评估，结果拆完一看，牙体基本腐坏变软而崩解，只剩发黑的残根于牙龈下，最后住院全麻下行囊肿刮治术＋病灶牙拔除术。半年以后，因牙槽骨重度缺损无法种植修复，做了活动义齿一副，提前体验了过去的老年生活。

她不止一次在我面前声泪俱下，悔不该五年前听闺蜜介绍去做了"美容冠"。她说她不愿去责怪自己最好的闺蜜，只怪自己一时"鬼迷心窍"，对牙齿健康问题没有任何意识。当初自己一口牙齿本来很好，只是门牙略微有一点点突，不是那种明显的大龅牙，听说矫正很麻烦得一两年，做美容冠很快，7天速成，就去做了。当时是把前面六颗牙都磨小了，然后套上烤瓷牙，没想到结果会变成这样！

她曾一边抽泣一边说，"要是能回到过去，就算去死也不会做这'美容冠'，要么矫正，要么自己原来的牙齿也挺好的，为什么就那么想着臭美呢？我真是恨死了！"

其实，像她这样的病例，用"成千上万"来形容都显得太保守了，各大城市、各大地区几乎无处不有。毕竟，女性对美牙的过度追求超出一般人的想象，而各种黑心牙科甚至"美牙师"无底线的毁牙操作，缺乏监管，泛滥成灾。

科普

1. 网络上说"想镶烤瓷牙，却被忽悠磨去了两颗好牙"，这种烤瓷桥是不是忽悠人的

对于烤瓷桥，我们应理性看待。医学是不断向前发展的。十年前，我国从事口腔修复的牙医基本上都做过烤瓷桥，就连我也不例外。对于不愿戴活动义齿的患者来说，在种植牙技术并不成熟或普及的年代，烤瓷桥是唯一的选择，自然也就成为主流修复方式，医生们也是将教科书上学到知识应用于临床，而并不是网络上各种吐槽的"被忽悠磨去了两颗好牙"。

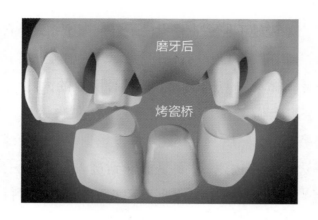

随着时间流逝，烤瓷桥的问题渐渐显现，口腔医生也是在多年的临床观察中有了更多体会，口腔医学教材也在更新，而现代医学区别于传统医学的地方就是建立在新的技术不断淘汰旧的技术，进而推动医学进步。目前，活髓牙烤瓷桥虽然没有被彻底淘汰，但在种植牙技术成熟的今天，烤瓷桥的适应证明显压缩了很多，不再作为缺牙的固定修复首选项。

2. "明星同款"烤瓷牙美容冠？美容院最大的骗局

如果说烤瓷桥和全口烤瓷美容修复只是一个时代的象征，本质上不是忽悠。那么，另一种烤瓷牙方式——"美容冠"，则是彻头彻尾的大忽悠！

首先，无论是口腔医学本科教材、专科教材还是研究生教材，都没有"美容冠"这一概念，医院和正规牙科诊所都没有这项业务，它纯粹是商业包装的产物，只存在于美容院等医美机构，一般都以"七天正牙美容冠""纳米仿生美容冠""冰瓷美牙"等诱人的字眼吸引患者。

　　"美容冠"的操作流程是将患者不整齐的牙齿磨小，或齐牙龈截断，通过套上烤瓷牙或全瓷牙达到牙列整齐美观的效果。但问题是，这些患者本来可以接受矫正治疗，既不伤牙髓又不用戴假牙，可得到既健康又长久而且自然的美学效果，却被美容院那些无口腔执业医师资格证的美容师们忽悠了。

　　美容师都是抓住患者嫌矫正太慢急于求美的心情，而避谈美容冠的各种弊端，最终患者被骗了钱，又毁了原本的一口好牙。而被忽悠的患者们，也成为后期在网络上对烤瓷牙声泪控诉的绝对主力。

　　我在网络平台上和现实生活中，见过的因为"美容冠"导致各种并发症的患者，数不胜数。给他们做检查时，那种"恨不相逢未治时"的哀怨声几乎不绝于耳。

　　而且"美容冠"的主要市场受众是什么群体？是一群正值花样年华的年轻姑娘！这个年纪，她们本应无忧无虑地畅快大笑，如今却在无良商家诱导下，早早失去了一口健康的好牙。每当我接诊这种患者，看到她们如今的模样，听她们哭诉做了"美容冠"之后的经历，我都感到万分痛心。

　　在此表明态度：我不建议任何一个人去做所谓的"美容冠"！

　　既然谈到美容冠，就顺带提下另一种忽悠人的产品——3D炫彩浮雕牙，甚至还有4D/5D/6D纳米炫齿，6D美白齿雕等。

　　这玩意魔怔到什么地步？网上好多小姐姐们想做浮雕牙的时候，很纠结。但一不是纠结浮雕牙这玩意儿的原理是否科学，二不是纠结做完之后会不会对牙齿造成损伤，而是因不知到底选3D、4D、5D还是6D而纠结！让人不能不佩服医美市场的营销能力。这一点在后面"牙齿美白"章节有详细讲。

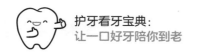

3. 金属烤瓷牙和全瓷牙哪种更好

一二十年前是金属烤瓷牙的天下，尤其是镍铬合金烤瓷牙非常流行，主要特点是廉价，但也有突出的弊端，即色泽呆板不通透，而且使用几年后牙龈缘透黑现象非常普遍，前牙美容修复效果欠佳。全瓷牙的诞生，以美观的铸瓷和结实的氧化锆为主流，与牙齿生物相容性高，弥补了金属烤瓷牙的不足。近年随着牙科数字化技术 CAD/CAM 的普及，全瓷加工规模化成本降低，使金属烤瓷牙唯一的廉价优势也不复存在。从理化性能上看，全瓷牙优于金属烤瓷牙，随着加工技术进步，金属烤瓷牙尤其是贱金属烤瓷牙可能会逐渐淡出市场。

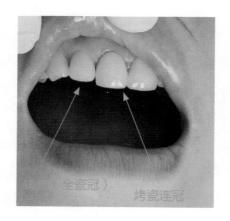

右侧是烤瓷牙和全瓷牙在加工厂生产的整个流程，对瓷牙的制作过程感兴趣的朋友可以扫码欣赏。

视频 10-1

166

4.　戴了钴铬合金烤瓷牙，做核磁共振一定要拆掉吗

不一定。如果是头面部核磁共振，那么建议拆掉，因为烤瓷冠易在其周围两三厘米区域产生伪影造成影像失真，并非钴铬造成，而是合金中含磁性杂质。如果是其他部位核磁共振，则没有明显影响。

5.　根管治疗后一定要做烤瓷（全瓷）冠吗

不一定。前牙如果没有缺损，根管治疗以后的牙体变色问题可以通过瓷贴面修复，现已不推荐全瓷冠修复。后牙如果牙体条件合适也可以做嵌体修复，更加微创。但是，无论前牙后牙，牙体条件各异，比如隐裂、大面积缺损等，具体更适合哪种方案，需要专业口腔医生进行个性化评估。

6.　后牙根管治疗以后，做冠好还是做嵌体好

很多患者朋友都因这个问题而纠结，我要非常明确地告诉大家，不是做冠好还是做嵌体好的问题，而是由根管治疗后牙齿缺损的不同类型来决定哪一种更合适。有些类型的牙只适合做冠，而有些类型的牙只适合做嵌体，更多类型的牙是既能做冠又能做嵌体，哪一种修复方式更好，多取决于医生的把握与操作细节，有些情况下甚至可以直接用复合树脂充填，不需要做冠或嵌体。

所以，患者们完全没有必要纠结哪一种更好，更多应该关注医生的专业度，把选择权交给信任的医生。曾经有一位患者做完根管治疗后，主诊医生建议做冠，她不放心又找了一个私人诊所的医生

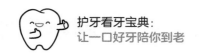
问，却建议她做嵌体。于是又找了第三位医生咨询，医生说牙齿抗力不够，建议做冠。她再次犹豫，纠结了很长时间，有一天不幸牙齿折裂了，最终拔除，这是一件非常令人惋惜的事。

7. 因缺一颗牙做了烤瓷桥，两年后发炎疼痛，就拆了烤瓷冠，做了基牙根管治疗，然后要修复的话，是选择继续做烤瓷桥，还是基牙单独做烤瓷冠，外加缺牙区种植一颗牙

两种选择都可以，但各有利弊及适应条件。如果两端基牙根管治疗的质量很高，牙体及牙周状况良好，可以考虑烤瓷桥修复。如果基牙条件不太好，那么建议单独做冠，缺牙种植，这样不至于因后期某个基牙出现问题而影响到整体修复效果。当然，这个不是原则，具体还是要医生面检，根据患者牙齿状况、心理预期、年龄、经济状况等综合评估，制订合适的方案。

8. 既然活髓牙烤瓷桥基牙存在发炎的隐患，那为什么不能把基牙先做根管治疗后再做烤瓷桥修复

第一，不要轻易去做预防性的根管治疗，毕竟根管治疗是有创的，治完以后牙齿就没有牙神经成为死髓牙，没有营养支持，脆性会逐渐增加，抗折裂能力减弱，虽然戴上烤瓷冠以后能给死髓牙提供一层保护，但不是根本性的。第二，根管治疗的成功率不是100%，根管系统本身也很复杂，两个基牙都做根管治疗如果遇上小概率的根管治疗失败，导致整个烤瓷桥计划失败，这样不仅缺牙

没有修复，还把正常牙给搭进去了。所以，要想避免活髓牙做烤瓷桥后发炎，不能激进地采用预防性的根管治疗，而应该尽量规范化磨牙操作，保护牙髓避免留下隐患。当然，这种牙髓远期状态很难预料，最理智的方案是放弃烤瓷桥设计，改种植牙方案，除非特殊体质患者。

9.　为什么戴了烤瓷牙后牙龈经常肿胀

一般来说是由炎症引起的，具体原因很多，有根尖炎症引起的牙龈瘘管肿胀，也有瓷牙边缘过长直接压迫和刺激牙龈引起炎症，或烤瓷冠边缘不密合或粘固剂未去净，压迫牙龈组织引起炎症，或备牙时外形不正确导致牙齿自洁差而引起炎症，或邻面接触点不正确形成食物嵌塞引起炎症。有太多的因素可能造成烤瓷牙牙龈肿胀，所以临床发生率很高。但是，如果从临床到技工每一步操作都严谨规范，烤瓷牙戴上后牙龈并不会出现经常肿胀的现象。总的来说，还是细节没有做好造成的。

10.　戴烤瓷牙以后牙床长包是怎么回事

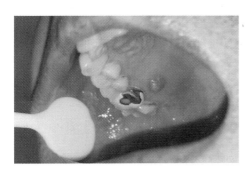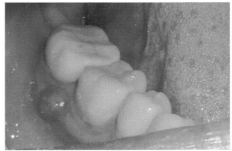

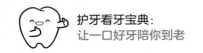
这叫"瘘管"，不少人戴烤瓷牙几年以后出现瘘管，是在慢性炎症的基础上形成的。具体原因有几种：①活髓牙烤瓷冠制备磨牙时伤及牙髓，渐渐从牙髓炎、牙髓坏死发展为慢性根尖周炎，然后形成瘘管；②根管治疗后做的烤瓷牙，因根管治疗质量欠佳，根尖炎症未彻底控制产生瘘管；③隐裂牙即使做烤瓷冠后也可能经由裂纹处产生慢性感染，后致慢性根尖周炎产生瘘管。④根管治疗后牙齿因存在解剖学薄弱区而折裂，多为垂直型根裂，继发感染形成瘘管。

因为造成瘘管的原因很多，所以临床上要处理瘘管并不容易，诊断清楚瘘管的病因非常关键。不同的病因有不同的处理方案，有的可以通过拆冠后进行瘘管的常规处理（根管治疗），如果已做过根管但评估其质量低下则可行根管再治疗，如果考虑牙裂因素则可能需要拔除。

11. 为什么不少人戴了烤瓷牙以后，过几年发现邻牙也坏了，而且也要做根管治疗

从临床观察来看，这种情况并不少见，主要原因有两种，一是磨烤瓷牙时损伤了邻牙邻面釉质，降低了它的防龋能力，时间一长就蛀牙了；二是烤瓷牙冠与邻牙的邻接关系恢复欠佳，食物嵌塞堆积菌斑侵蚀导致蛀牙。无论哪种原因，戴了烤瓷牙以后要非常注重邻牙邻面的清洁，坚持使用牙线、冲牙器进行护理，定期检查，有问题早处理，不要任其发展到邻面龋要做根管治疗的地步。但是，从临床病例总结来看，能自觉正确维护口腔卫生的患者非常少，导致烤瓷修复后患者的邻牙出现问题极其普遍，非常可惜。

12. 烤瓷牙有没有毒性

无论是全瓷牙还是金属烤瓷牙都没有毒性。关于镍铬合金烤瓷牙有毒的传言，应该是口腔界传播最广的谣言之一。

13. 为什么全口烤瓷牙现象在农村基层极其常见

由于烤瓷牙没有技术准入制度，不规范开展此项业务很普遍，尤其是在基层，大量的患者因牙齿黄，或者多数牙蛀牙，或者牙列不齐，或者缺牙多颗，甚至只是因塞牙困扰，被做了全口烤瓷牙，看起来暂时解决了问题，实际上后期对牙齿带来的巨大伤害不可估量。这种现象，与医生的专业素养、患者的口腔健康意识、经济状

况等息息相关。很多患者在全口烤瓷牙制作后数年，即面临全口牙拔除的悲惨结局。我希望以众多实例图片来警醒大家，尤其是大量的基层牙病患者，不要只求一时痛快而作出错误的选择。

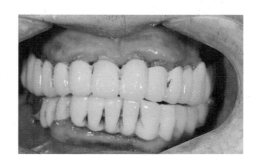

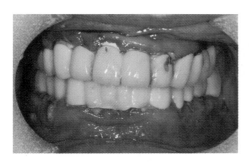

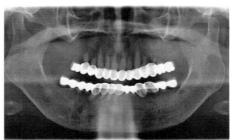

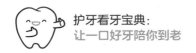
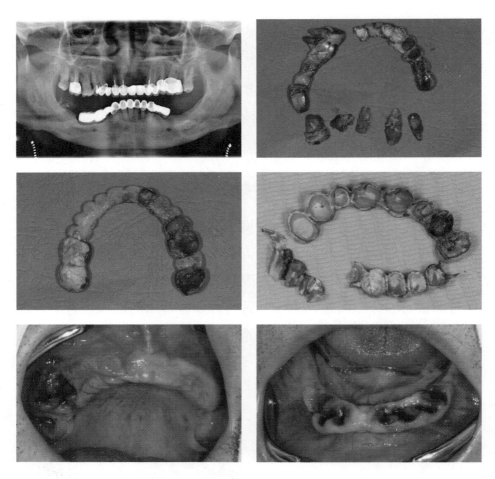

14. 烤瓷牙龈缘怎么发黑了？烤瓷冠崩瓷了露出黑的怎么办

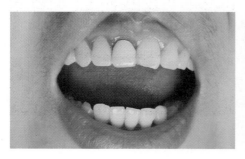
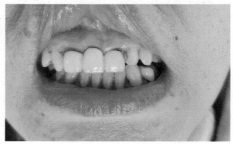

　　金属烤瓷牙尤其是贱金属瓷牙，长期处于唾液环境下，产生金属离子析出并渗透入牙龈内，龈缘处即出现黑线。另外，戴烤瓷牙多年后出现牙龈退缩，致使颈缘牙根的暗黑色显现（根管治疗后牙根颜色会变暗）。

　　烤瓷冠崩瓷以后，如果是前牙美学区域建议重做。如果是后牙并不影响咀嚼，没有造成食物嵌塞，可以考虑打磨圆滑，动态观察，实在不行也可以考虑重做。

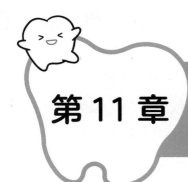

第11章　种植牙

引言

种植牙被称为人类继乳牙、恒牙后的第三副牙齿，如果全身及局部条件满足的话，应该作为缺牙的首选修复方式。

📖 故事

两年前有位老乡来找我咨询种植牙，一进诊室就问："种牙是不是先把牙种下去再慢慢长成跟自己牙一样的那种？"

我回答："不是那样的，是先在骨头里面植入人工牙根（纯钛材质），待它与骨结合牢固以后再在上面接一颗瓷牙冠。"

他接着问："在骨头里植入，那不是很痛吗？"

我答道："跟拔牙一样的，会打麻药，不痛。"

他又问："种好需要多长时间？"

"一般而言三个月左右，但跟骨质以及种植体类型有关，可能更早或更晚，有的需要植骨，那样的话更晚一些。"

他接着问："种植牙能管多少年？"

"这个跟个人后期维护与使用方式有关，一般而言成功的种植牙寿命在十年以上，目前最早期的种植牙有四十多年仍在行使功能。"

他又问："种植一颗牙多少钱？"

"韩国的某品牌四五千元，瑞士瑞典的一线品牌更贵一些……"

他问了最后一个问题："能不能办住院报销？"

我答道："这个真不能的。"

于是，这位老乡离开了。

这一番沟通应该是很多老百姓在公立医院咨询种植牙常见的流程和结局。这位老乡，两年后又找到我这里，他当年没做种植牙，在外面做了烤瓷牙桥（缺牙的前后两颗好牙磨去一层再上牙套），而慢慢地磨掉的好牙有一颗根尖发炎，需要拆除烤瓷桥，再治疗与再修复都是大工程，费用不比种植牙少，而且效果不一定好，他再度陷入纠结。

💡 科普

1. 什么是种植牙

种植牙，也叫人工种植牙。这里所说的种牙，并不是真的种上一颗或几颗与天然牙一样能够生长的牙齿，而是通过口腔医学方法，用和人体骨质相似性高的金属，经过精密的设计，制造成与牙根形状相似的圆柱形或其他形状，经过消毒灭菌处理后，用外科小手术的方法，植入到缺牙地方的牙槽骨中。

经过 3 ~ 4 个月后，人工牙根就与牙槽骨紧密结合了。再在人工牙根上制作烤瓷牙冠或金属牙冠，同时用专门的装置与人工牙根

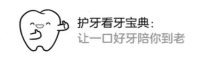
相连的一种"假牙"修复方法。因为种植牙破坏性小，在功能和美观上几乎与真牙一样，因此被称为"人类的第三副牙齿"。

2. 想做种植牙，我该做哪些准备

首先，在种植之前需要对患者进行身体状况的检查，以确认患者的身体条件是否可以满足种植手术的需要。包括口腔 X 线片检查用于确认患者的牙槽骨情况；身体骨密度的测量；血压、血糖以及身体其他方面的检查。

其次，进行种植牙手术。

在局部麻醉下，在缺牙部位做个小切口，用种植机在牙槽骨上制成孔洞，将人工牙根植入。如果人工牙根稳定，可直接将种植牙根暴露在口腔环境中，3～4个月后，便可以咬牙印镶牙了。

如果人工牙根不是很稳定，就会将其包埋在牙龈里 3～4 个月，待人工牙根与自身牙槽骨完全结合后，进行第二次局麻手术，在人工牙根相对应的牙龈上切一个小口，安装牙龈基台，即将人工牙根穿出牙龈。在第二次手术后 1 个月左右，就可修复咬牙印，制作烤瓷冠或金属全冠。

最后，按照医生的要求，定期复查。

3. 我外婆嘴里戴的假牙，也是种植牙吗？和种植牙有什么区别

老人嘴里戴的假牙套，一般来说，是镶牙，也就是俗称的"假牙"。

　　人们失去了自己的天然牙齿后，往往希望"假牙"能像真牙一样既美观又好用。在种植牙没有出现的时候，为了恢复整齐漂亮的牙齿和保证正常的吃饭咀嚼功能，只能采取固定假牙（固定桥）和活动假牙两种镶牙的方法。不过这两种镶牙方法各有优缺点。

　　活动假牙是通过金属装置将假牙固定在其他天然牙和黏膜上，使用者可自行摘戴。第一，活动假牙体积较大，使用时总是感觉口腔里有异物，初次戴时可能会有恶心、呕吐、吐字不清等情况。第二，使用活动假牙的人在每次吃饭后都需把假牙取下来清洁，比较麻烦。第三，活动假牙的固位和咀嚼功能较差，所以在日常使用中要特别注意不能吃过硬、过黏的食物。另外，活动假牙由于配有金属装置，有一定颜色，不利于美观。

　　固定假牙，我们平时常听说的"烤瓷桥"就是固定假牙的一种，它的基本结构与桥梁工程较为相似，利用缺牙间隙一侧或两侧的天然牙齿作为基牙（桥墩），将基牙磨小，在上面制作各种牙冠，与所恢复的假牙连成一体（桥体）通过粘接剂将假牙粘固在基牙上，使用者不能自行取下，所以俗称"固定假牙"。

　　烤瓷桥虽然稳固、舒适、美观，可以保证良好的咀嚼功能和发音功能，患者会感到与自己原来的牙齿一样，没有不舒服的感觉。但是，镶烤瓷牙要求两侧天然牙必须形态正常，牙根稳固，牙周组织良好，所以适用范围较窄。尤为重要的是，制作固定假牙需要对两侧完好的天然牙进行切磨，对天然牙造成了人为损坏。另外，由于固定假牙不能自行取下，因此不利于口腔清洁。

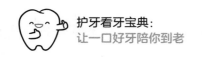
4. 身价几千甚至上万的种植牙，和其他镶牙方式比到底好在哪儿

种植牙能受到人们的青睐，必然是因为它有着上述两种镶牙方法所不能替代的优势。

第一，由于种植牙的人工牙根植在牙槽骨中，因此种植牙修复后的人工牙齿，可以像自己的天然牙齿一样扎根在口腔中，非常稳固牢靠。

第二，种植牙没有传统活动假牙的金属及塑料装置，所以使用者感觉种植牙和自己的真牙一样，没有异物感。

第三，种植牙是在缺牙处的牙槽骨中植入人工牙根，不会碰到和损伤邻牙，避免了传统固定假牙需要切磨邻牙的苦恼。

第四，种植牙是模仿天然牙齿，所以清洁种植牙和清洁天然牙一样，同时与邻牙间保留有自然间隙，更有利于口腔清洁卫生，减少牙周疾病。

第五，很多人以为种植牙是一个大手术，其实种植牙的手术很小，只需在局部麻醉下即可完成，术后基本上可以正常饮食，也不用住院。

5. 种植牙有这么多好处，是不是种植牙一定比烤瓷牙好

前面说了不少种植牙的优势，但任何事物都有两面性，种植牙存在两大硬伤。

其一，种植牙对牙医的技术要求很高。为什么缺牙了，去小诊

所看的话医生一般会建议你做烤瓷牙？因为好做啊。

做烤瓷桥，只需把牙磨小，较高要求是磨得规范，但总体技术含量并不高。而种植牙的技术要求呢？准入标准非常严格，不仅需要医生有完善的理论支撑，还要有大量的手术操作实践经历。种种严苛标准，使得水平高的种植医生在牙科市场上十分稀缺，是毋庸置疑的香饽饽。

第二个硬伤是价格昂贵。每单颗种植牙收费在几千至上万元，而且医保还不给报销。

各城市对种植牙的普及有时间先后的差异，与各地居民的收入水平呈正相关，高昂的价格令相当一部分缺牙患者犹豫，既不愿戴上极不美观舒适的活动义齿，又不想做烤瓷桥损伤正常牙，种植牙又贵，更不能缺牙，在无法选择的情况下，多数仍然会回到烤瓷桥上。

所以，现阶段，烤瓷桥仍然将在相当长一段时间内占据缺牙修复的半壁江山。尤其是基层的口腔医疗机构，种植牙集采后有所改善，但不是根本性改变。

6. 种植牙如何选择？是不是越贵越好

一般来说，研发历史越悠久的品牌，质量越可靠，像瑞典、瑞士、美国、德国等有些不错的一线品牌，不在此列举了，因为有些品牌如果单纯按主观划分一线、二线也没有意义，再说牙医界里，也并没有对种植牙质量的分档标准。这些高端种植体临床收费价格相对较高，一般都在万元以上。种植牙集采以后有所下降。

不过如果种植牙全部都在万元以上，显然是不符合国内市场行情的。韩国种植体作为后起之秀，在我国应用得比较多，虽然韩国

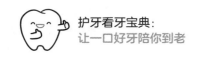
起步慢，但精密制造业非常发达，仿欧美的技术与工艺也把种植体做成了品牌，还在不断改进中，种植成功率也是相当高。现在国产种植体也日趋成熟，随着集采进行可能渐渐成为主流选择。

最关键的是中国的这个庞大的市场给了它们巨大的发展空间。国产和韩系种植体因为价格比较亲民，多在 5 000～8 000 元，种植牙集采后可能有更大的降价空间，不同地域与不同医生收费有差距。它与一线品牌的价格差距是客观存在的，就像面包和奔驰，这俩虽然都是车，一样都能开，但驾驶体验与操控性还是有一定的差距。

另外，虽然种植体的差距客观存在，但我不建议大家过于看重这种差距，因为种植医生技术的差距远远比种植体要敏感得多，这个理念同样适用于烤瓷牙、根管治疗、正畸，甚至补牙这样的牙科基本操作。我以前也在网络平台的问答里也反复强调过。

如果你找到一个非常靠谱儿的种植专科医生，他可以凭借技术优势来降低种植体差距的影响。并且一位正规的医生，会根据患者的实际需求来推荐比较合适的种植体品牌，并不是每个人都适合做顶级种植体，还要考虑每个人的骨质因素。

当然，考虑到实用性和性价比，尤其是对于中国这样的种植牙消费市场，国产种植体或韩国种植体仍然是一个非常大众化的选择，毕竟种植牙需要考虑的因素有很多，经济水平为主导，医生会给予适当参考。

7. 种植牙能陪我到老吗

关于种植牙的使用寿命，是大家非常关心的问题。据统计，在各种义齿方案中，种植义齿的总体使用年限超过其他义齿。据我所知，最早的瑞典 NOBEL 种植牙，种植者已完好使用 40 年之久，有的终身未脱落。

有发达国家的种植牙大数据显示，种植牙 5 年保存率在 95% 以上，10 年保存率在 90% 上下，各种途径统计数据并不一致，但基本上八九不离十。

很多因素会影响种植牙使用寿命，主要影响因素有三个：自身口腔条件、医生的临床经验，对种植牙的维护与清洁。

（1）自身口腔条件

如果使用者自身牙槽骨骨量的高度和厚度充足，骨密度适宜，牙龈条件好，术后没有出现持续性感染及其他异常情况，那么使用寿命就长，相反则会影响种植牙的使用寿命。

（2）医生的临床经验

种植外科手术和修复手术的精度要求高，医生需要经过专门的学习和培训，才能完成种植牙的每一个步骤，保证种植牙的长期效果。

（3）后续的维护与清洁

种植牙齿后平时应多注意口腔卫生，选择刷毛柔软、末端圆头的牙刷，及时漱口、刷牙，清除口腔内的软垢，在刷种植牙时，动作应轻柔，避免损伤种植牙周围的软组织。

每次吃完食物后，及时用牙线清除种植牙周围的食物残渣，防止牙结石的形成。

避免食用过硬的食物，以防止金属的过度疲劳。

尽量少食含碘、含酸的食物，以防止对种植牙金属表面造成腐蚀。

定期到医院复查，以避免人工牙根周围组织的感染，保证种植

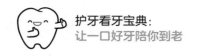
牙的长期使用。

8. 种植牙如何保养或清洁呢

用牙间刷辅助清洁，也可以用漱口水定期用力含漱。另外我认为种植牙和真牙一样，也需要正确刷牙，才能保证寿命。所以推荐大家使用一个很重要的工具，那就是"冲牙器"。

通常做种植牙的患者是因为缺牙，而且很多患者是在缺牙很久之后才去做植牙的，所以牙周组织（包括骨头和牙龈）的条件都不太好，种植牙不可能像刚长出来的牙根、牙冠一样比例完美。种植牙的牙冠通常都会很长，还有一些牙周组织已经萎缩了，用一般牙刷去清洁是非常困难的，因为那个位置牙刷根本就放不进去。

冲牙器就是一个非常好的辅助工具，它借助水柱的力量去冲植体和牙龈中间的缝，就好像做水疗一样，那些牙刷刷不到的边边角角就能被清洁干净了。

我们用两个患者来进行比较，一个使用冲牙器，一个没有使用冲牙器，如果他们都不是很会刷牙，那么是否使用冲牙器，结果就会相差很大；当然如果他们本身都很会高效刷牙，那么是否使用冲牙器，结果就相差不大。

有些患者的牙龈发炎肿起来，可能是免疫力下降，细菌聚集在那里大量繁殖。我除了建议患者努力刷干净这个地方以减少细菌量之外，还会让他们往冲牙器里面加点漱口水，把肿的位置多冲几次，就跟我们医生冲洗智齿冠周一样，这样做的话可能患者第二天早上起床的时候，牙龈发炎红肿的问题就已经缓解了，并不一定非得去找牙医。

当然，自己处理的缺点是看不到口腔内的细节，只能凭感觉，而牙医是直接看得到位置，所以找牙医解决问题效率会比较高。

9. 种完牙还会有蛀牙吗

种植牙是由无机物制成的，不会有蛀牙，这是毋庸置疑的。但是种植牙周围会产生牙周病。种植体是种在牙槽骨里面的，就是种在牙齿周围的组织上，当植体周围没有清洁干净而发炎，患者又没有去做治疗的时候，就容易产生牙周炎（种植体周围炎）。

如果得了牙周炎，大家一般不用担心，只要及早发现，牙医用水激光处理后，种植牙是能继续使用的，不至于掉落。对植体进行减菌，传统激光完成不了，因为传统激光只能碰到软组织，碰不到植体。而水激光是软、硬组织都可以切割的激光，就可以对植体进行减菌。另外植完牙后定期清洁保养，也不容易发生植体周围炎。

除了上文的水激光之外，也建议大家使用冲牙器、牙间刷及牙线等进行辅助清洁，当然，这些都不能代替刷牙。如果你担心植牙后会发生什么问题，那就和其他患者一样，每半年去找牙医检查一下，做咬合调整或者是植牙周围的牙周保养。

10. 做完种植牙手术之后，被切开的骨头会长好吗？需要补上吗

一般植牙的时候需要补骨。通常拔完牙后会有一个拔牙窝洞，它会自己长骨，患者不需要补任何东西，除非里面有了息肉、脏东西和囊肿，而且已经占据了一些空间，拔完牙之后就要先把这些东

西清理干净。

补骨的原因是不要让肉和任何软组织再往这个空间里长，这里需要的是硬组织，所以得把空间封固住，然后让血液流过来。把骨粉放进去后，细胞会把这些外来的骨粉"吃"掉，变成骨头。息肉三天就会长进来，骨头则需要长三个月至半年，这样植体才能受力。所以一定要建立一个空间让它生长，而人工骨粉要完全被骨细胞取代则要数年之久。

骨粉不是密密麻麻得像面粉一样的东西，而是像大石头，留有缝隙好加碎石头。石头补满空间，中间有很多空隙，目的是要让血管、血液进来，让造骨细胞进来，让原始细胞变成造骨细胞，让巨噬细胞先把一些石头吃掉，慢慢地变成真正的骨头。

这种材料在三四年之后人们都会看到它的颗粒，补骨最终也要通过我们身体的巨噬细胞——一些吃外来物的免疫细胞，把骨粉慢慢地吃掉，然后产生空间，让身体里面原始的造骨细胞堆积骨头。这个过程其实是漫长的，并不是想象中那么快。

当你有一个拔牙窝洞，长骨三个月至半年就好了。但是如果这个窝洞要先补骨，然后真正长好骨，说实在的，起码要耗费好几年。难道好几年之后才能植牙吗？倒是不必，虽然骨头要完全长满、长好要花费好几年时间，但是旁边已经有一些自己的骨头和一些还没有完全被骨头取代的骨粉的残骸，还是可以抓得到植体的，然后继续让剩下的骨粉转变成骨头。

补完骨头后多久种植牙呢？一般来说，比较好的时机是等上半年甚至一年，因为骨粉完全转化成骨头需要较长的时间，这样会比较安全。少于这个时间成功率就会降低。

11. 种植牙手术的成功率高吗？万一种歪了怎么办，还能补救吗

　　如果医生植的位置很好，患者刷牙刷得很干净，咬合各方面调得很好，植牙是好的治疗方式，甚至可以说是完美的缺牙补救方式。如果真牙遗传情况不是很好，乱七八糟，则可以靠箍牙矫正，就能够变成很完美、很漂亮的咬合。

　　但是植牙种歪了（植的位置、角度不好），原则上是拔不出来的。除非它已经彻底失败了，才会自己掉落，或是已经松动了，那就很轻松，一秒钟就拔出来了。但是如果它是成功的，种歪后就很尴尬了。

　　植牙必须要植在骨头里面，必须前后四周都有至少 1.5 毫米的骨头包住植体，有足够的血液供应，这个植体才能够长久成功。如果骨头太薄了，植到边缘，那很有可能因为血液供应不足，而让组织有一部分坏死、消失，植体的稳定度可能就因此而变差，从而失败。如果只有 0.5 毫米的骨头，很可能骨头会下降，会坏死，因为血管太少了，血液供应不足，血流过不去。比较有经验的医生就会种深一点，角度转出来会漂亮一点，就可以解决这个问题。

　　其实牙科医疗是很实在的，真的是一分钱一分货，不太会价廉物美。你选的材料好，选的各方面的东西好，成功率相对就高。什么叫各方面？就是这家医院的设备、消毒流程、所用的印模的材料、假牙和植体的材料，还有最重要的是医生的技术。但是如果你刚好可能因为费用的考虑，找了价格比较低的诊所，那植体的成功率就不好保证了。

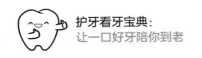
12. 年纪大的人植牙的失败率一定比年轻人高吗

　　植牙是否成功，需要综合考虑，这与患者的身体条件有绝对的关系，而非与年纪有绝对的关系。身体的条件包括患者身体的健康程度（比如牙槽骨量的多寡，有没有糖尿病、心脏病等全身性疾病）、激素的平衡度、免疫功能、骨质密度、血液供应、伤口修复的好坏程度等。一个30岁的患者，他可能18岁就开始有蛀牙了，整个根尖都是囊肿，在这样的情况下，你觉得他和一个虽然70岁但牙槽骨是健康的老人相比，哪一个植牙条件比较好？

　　还有一个例子，一个患者虽然才40多岁，但是20岁就开始缺牙了，牙槽骨已经严重萎缩，另外一个是70岁的患者，他一年前才缺牙，所以他的牙槽骨很丰满，像这样的植牙条件哪个比较好呢？当然是拥有健康牙槽骨的年纪大的患者做种植牙会比较容易，成功率相对比较高。从我接触的实际案例来讲，一般年纪大的患者植牙成功率还是极高的，不会因为他的年纪大而导致植牙失败率变高。

13. 植牙咬起食物来和真牙一样吗？真牙和植牙有什么不同呢

　　有的患者会问我："种植牙可以咬硬的食物吗？"其实食物的硬与不硬不是导致牙齿崩裂或者损毁的主要原因，通常是牙齿的咬合力，就是我们强大的肌肉把上下腭夹起来的这个力量才是根源。换言之，当你没有吃任何食物的时候，你只要不小心在讲话的时候上下牙齿互相用力撞击，让牙齿受到自己咬合的冲击，牙齿一样会裂会崩。哪怕你可能吃的只是一颗棉花糖，在不正确的瞬间撞击之下也可能让牙齿崩裂。

　　所以种植牙和真牙咬起食物来其实没有太大的差异，有些患者会觉得刚开始种植牙咬起来有趷趷（kē）的声音，尤其是缺牙很久的患者会有这样的反应。这是因为之前后牙一直都没有牙齿，肌肉关节不懂得控制在哪个位置上停止，直接咬下去后，种植牙就不小心撞到对咬牙了，所以就会发出撞击的声音。但是如果你的肌肉关节适应了种植牙咬起来的相对位置之后，就不会出现这种状况了。

　　除此之外，也有大部分患者会说种植牙吃东西很顺畅，和真牙一样。不过真牙的构造因为有一层牙周韧带，咬下去会有一点点感觉，而种植牙直接植在牙槽骨里面，咬合时植体直接撞到骨头上，患者会觉得种植牙的质感比较硬一点，可能咬下去的感觉就不明显。种植牙不会蛀牙，也不会敏感，但是真牙遇到冰的、热的物质有时候会有敏感的情况，这就是种植牙和真牙在感觉上的一些差异，但是二者在功能上没有特殊差异。

　　网络上有传言说用种植牙吃东西没味道，这是一种误解。味觉的产生除了舌头上面的味蕾发挥部分作用之外，还要靠触觉。大家可以做一个试验，伸出舌头，把盐或是糖放在上面，这样你能感受到咸或甜吗？当然感觉是不明显的。如果你想感受咸或甜，就必须把舌头和上腭接触起来，做一个压的动作，这样你才会感受到咸或甜的味道。所以，戴活动假牙的患者通常会说"吃东西没味道"，因为上腭口腔黏膜的感受细胞都被活动假牙阻挡住了，所以味觉变差，但我问过很多种植牙的患者，他们并没有这样的反应，这个传言应该是大家的误解。

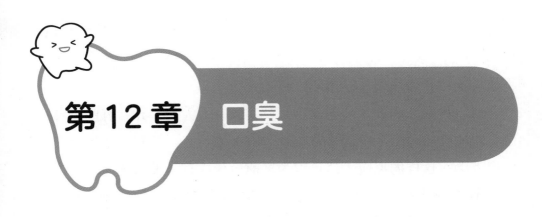

第12章 口臭

★ 引言

俗话说，"口臭不是病，臭起来真要命"。不对，那是牙疼！从精神层面来说，口臭也是可以要命的。

这几年我接诊的患者中，以口臭为主诉的患者比例越来越高，并且可以预见，这个现象会越来越常见，为什么呢？

随着人们社交活动增多，对自身的形象要求也在逐渐提高，大家越来越注重社交的礼仪，很多人留意到自己有口臭，在和别人说话时，就会很尴尬，不好意思跟别人交流，变得越来越自卑，甚至产生抑郁的心理变化。

因此，口臭也逐渐从以前不受重视，或者羞于启齿的情况，慢慢走上了台面。我见过不少口臭患者，希望通过频繁咀嚼口香糖来缓解口臭，其实这样并没有实际意义。

当然，更多人是对自己的口臭全无知觉，根本不知道自己有口臭，但是为什么狐臭、脚臭我们都能知道，口臭却经常是臭而不自知呢？

为什么即使每天睡前口腔清洁做得很好，第二天起床嘴里还是会很臭？

肠胃不好、不消化就是引起我们口臭的原因吗？

口罩戴久了会变得很臭，又到底是口罩臭还是我们口臭呢？

往下看，我来一一做解答。

📖 故事

要说来我看的牙病种类还真是齐全，牙疼的、长智齿的、口腔溃疡的、牙龈出血的，等等，好牙都是相似的，不好的牙各有各的毛病。

作为患者最头疼的是啥？作为牙医最怕的是啥？最影响人生幸福的是啥？

"口臭"无疑了，写下这俩字我就开始怕了。

口臭的臭说起来也不是同一种臭，有的是酸臭味儿，有的是臭鸭蛋味儿，有的是烂苹果味儿，还有粪坑味儿……口臭有不同的臭法，分别预示着啥病呢？什么，口臭还是病？我们待会儿揭晓。

虽说是不同"风味"，但九九归一，这些归根结底都是一个味——臭。你懂我意思吧？

每次看牙碰见口臭的患者，我都得调动自己一万分的职业素养，打起十二万分的精神。前者是怕自己忍不住要逃离"生化危机"现场，后者是防止自己被熏晕过去。

开个玩笑，牙医也是普通人，也怕臭，但我们还是有较高的职业素养的。如果长期有口臭，我强烈建议大家及时来口腔科看，因为口臭是病，是需要及时看医生的。不然，会影响健康和生活！

有一次我出去旅游，遇见一个司机大哥，人特热情，全程兼职导游，兴高采烈地给我介绍当地的风土人情。

"嘿，您看那个景点，人忒多，但我们本地人都不爱逛，全是卖东西的，没小时候那味儿了。里头的东西贵不说，还贼拉难吃，我给您推荐一地儿，特正宗还不贵……"

多好的一大哥，但他有口臭，且奇臭无比，那一刻，我觉得自

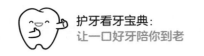
己就坐在一个刚被炸掉的粪坑旁。

不止那一刻,接下来还有两个小时的车程,我都要这样忍着,后面的行程兴致全无。真是我最糟糕的一次旅游体验,我宁愿选择上班(暂时不接诊口臭患者的话)。

没有不尊重这位大哥的意思,我其实很想问问,他知不知道自己口臭这么严重?我也不好意思和他说,因为说别人口臭是个挺伤自尊的事儿。估计他的朋友们也都是忍着,不好意思告诉他。

这还只是坐在旁边,要是小年轻们谈恋爱,到了接吻时刻我都不敢想。人家是一吻定情,这很可能一吻就晕了。

不过口臭也很可能是上天派来检验爱情的。我有个学生,他女朋友一直有口臭。

据本人回忆,已经在接吻中体验了臭豆腐、榴梿、大蒜、韭菜合子、鲱鱼罐头各种味儿。

这都没分开,真爱无敌了。作为一名口腔专业学生,他真的很有素养,能吻得下去的同时,也一直积极想办法给他女朋友治疗。

我都被感动了,号召我的医生同事还有学生,能帮的都帮帮,给出出主意,一方有难,八方支援。孩子也不容易,而且他女朋友我们也见过,长得白白净净的,一说话还会脸红,挺好一小姑娘,这要是成就一桩姻缘也是功德无量。

不过这事儿前期我们都是瞒着这姑娘的,我们都是医生,知道口臭是身体出问题了,不是因为不讲卫生,怕人家姑娘害羞。

不过后面就不行了,她得去口腔科、消化内科查查,这就得本人去了。

还得学生去开口和姑娘说,本来左思右想,想不出什么好说辞的,这事儿难开口。谁想到姑娘看他吞吞吐吐的,猜了个八九不离十，还大大方方地说每次约会都提前喷了口气清新剂的，但是好像只能维持一个小时。

我学生还奇怪呢，怎么每次见面一开始没有闻到味，后来才有，还以为是吃了啥奇奇怪怪的东西。

话说开了之后，从短期的口气清新剂，到最可能出现病因的口腔科，再到深层原因的消化科，历经十八关，不离不弃，最后终于给治好了。去年，这两位已经结婚了。

到底是什么原因引起口臭的呢？平常也好好刷牙了呀。口臭还和消化有关系？那个女生最后是怎么治好的呢？

接下来我会给大家一一解答，我再强调一下，长期口臭一定要去医院检查，很可能是身体其他地方出现了问题。同时也要做好心理准备，不能心急，坚持才能改善。

💡 科普

1. 不管刷几遍牙还是会有口臭，到底是为什么

我遇到很多患者，因为嘴巴里有味道来做检查，几乎都是跟我说："医生，我每天都刷三次牙，怎么嘴巴里还是会有味道？"

其实，大部分口臭靠刷牙是刷不掉的，因为发出臭味的"臭源"没法通过刷牙去掉。那么，让人口臭的"臭源"有哪些呢？

（1）口腔疾病

医学统计，80%以上的口臭来源于口腔。比如说蛀牙、牙结石、牙周炎等。

191

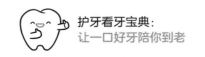
嘴里有蛀牙、烂牙，或者烤瓷牙和牙龈之间有比较大的缝，或者是得了牙周炎有牙周袋（牙齿和牙龈之间那个沟变大），或者是智齿和前面的牙齿之间有个夹角缝隙。

这些情况就会导致平常吃东西的那些残渣掉进去，一般这些缝靠刷牙是刷不到的，所以残渣就会在这些缝里烂掉，细菌分解发酵，就会散发味道。

如果有化脓性扁桃体炎、慢性上颌窦炎、萎缩性鼻炎等，这些炎症会分泌脓水，这些脓水也是很臭的。

还有牙结石、扁桃体结石发出的臭味，特别是扁桃体结石，如果你有幸能闻到扁桃体结石的臭味，这辈子都会刻骨铭心。

（2）消化系统疾病

如果有口臭，建议先去口腔科检查一下有没有上面提到的那些问题。如果没有上述问题，那就要考虑消化系统疾病。

最典型的消化系统问题，是幽门螺杆菌感染，是一种氨气类的臭味，非常常见。所以，口臭，如果口腔科查不出问题，医生都会让患者去消化内科做幽门螺杆菌检测。

还有其他消化系统的疾病，如急慢性胃炎、消化性溃疡，多出现酸臭味；幽门梗阻、晚期胃癌常出现臭鸭蛋样口臭。

（3）其他原因

一些特殊人群会容易有口臭，最典型的是吸烟人群，他们的菌斑和牙结石生长速度比常人更快，还有焦油、尼古丁的味道残留，都会导致口臭。

还有肥胖人群，这类人群经常伴随着反酸，或者睡着时呼吸暂停等问题，这就会导致口腔环境呈酸性，氧气含量较少，是口臭的细菌最喜欢的环境，也就更有利于它们繁殖。

2. 为什么牙齿上抠下来的东西很臭，在嘴里却感受不到

有的人可能会有用牙签剔牙的习惯，或者是抠牙的习惯，有时候会发现能抠下来一小块东西。乍一看可能会吓一跳，以为是牙齿，但是仔细看看，没有牙齿那么白，闻着也很臭。其实，这就是抠下来的牙结石。

有的人可能还不知道牙结石是什么，简单来说，就是牙齿长年累月没刷干净，那些牙垢堆积在一起，被口水泡久了，就变硬了，变成了牙结石。

那为什么抠下来的牙结石闻起来这么臭，在嘴里的时候自己却感受不到这臭味呢？

我举个有"味道"的例子，你们知道"粪痂"吗？就是很干的粪便。如果风吹过干粪的表面，是闻不到臭味的。但是，要是给它捅一捅，那个臭味就会散发出来。

这就是为什么牙结石抠下来闻很臭，但在嘴里感受不到，道理是一样的。

3. 有人说我口臭，很尴尬，为什么我自己闻不到

大家是不是以为口臭都是可以自己闻到的？实际上并不是。

我接诊过很多患者，他们开口第一句都是——"为什么我老婆/老公说我有口臭，我自己却感觉不到？捧着双手哈气也闻不到？"

这一开口就知道了，基本上是牙结石导致的口臭。

实话说，他们还算幸运的，有人会提醒他。有很多人，可能平

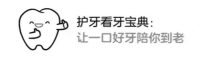
常都是跟朋友、公司同事接触，碍于面子他们一般都不会提醒。

为什么有的人不知道自己有口臭呢？这其实是由于我们嗅觉器官已经适应了这种气味所导致的，也就是闻习惯了。

这种情况很常见，我们生活中也会发现，刚进一个房间觉得特别臭，但是在里面待一段时间呢，又觉得好像也不臭了，实际上不是臭味没了，而是我们自己适应了这个味道。

4.　口臭应该挂哪个科？怎么治疗？麻不麻烦

我经常会安慰我的患者：口臭并不可怕，查找病因，对症治疗即可！

像我们前面说的，80% 的口臭来源于口腔。所以，如果发现自己有口臭问题，首先到医院的口腔科挂号，让牙医给你的口腔进行一个全面的检查，然后，把该补的牙、该治的牙周病都治了。

如果是结石引起的口臭，牙医会安排洗牙，去掉牙结石。如果有扁桃体问题，会看看是否用切除扁桃体等方法，去除扁桃体结石。牙龈炎、牙龈出血、牙周炎，基本上都会伴随明显的口臭，积极治疗原发病才能根除口臭。

口腔问题在医院解决完了，自己平常也要注意维护，每天两次刷牙，一次都不能少，而且是要用"巴氏刷牙法"确保把牙齿刷干净，如果无法坚持"巴氏刷牙法"，建议换个工具，用电动牙刷。

还要注意牙缝的清洁，牙缝也是很容易藏匿食物残渣，但牙刷是刷不到。我建议使用牙线配合冲牙器。

除了把牙齿刷干净，还要记得清理舌苔。用牙刷在舌头上轻轻刷几下，或者用舌苔刮刮除舌苔，尤其是舌根部的清洁。

平常还可以用漱口水，也有抑制细菌的作用。牙医建议买漱口水要看成分，最好买含有"氯己定"成分的漱口水。这是有医学报告的，有学者报告一次性全口牙齿刮治后，用氯己定含漱可以让口臭减轻，但这种治疗功效的漱口水不建议长期使用。

如果在口腔科没查出原因，那么建议到内科做幽门螺杆菌的检测，如果确定是幽门螺杆菌感染，必须规范化治疗，按疗程用药。如果不是，那就需要做其他检测筛查出病因。

总之，无论是哪种原因，都请务必相信专科医生，不要相信网络平台上的各种神药以及所谓的"特效牙膏"了，啥用都没有，记住了，那些都是忽悠人的。

5. 自从长了智齿之后，感觉自己好像有口臭，智齿会导致口气加重吗

原来遇到个小伙子，看起来像个大学生，他坐下之后那个眉头皱得像得了什么绝症。

一问怎么回事，他说感觉自己嘴巴最里面好像烂了，能抠下来一小块一小块臭臭的肉，那个缝也是臭的。

他这一说把我也吓一大跳，赶紧让他张嘴给我看看。

这一看真是让我哭笑不得，哪里是嘴里烂了，那是智齿嵌塞。简单来说，就是塞牙了。那他为什么会觉得能扣下来一小块一小块臭臭的肉呢？

因为塞那个缝里的脏东西太多了，特别是肉丝什么的，都烂得很厉害，不是那种纤维状的了，看起来就像是自己嘴里的肉被扣下来了。

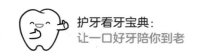
智齿是种特殊的牙，它是人们二十多岁才会长出来的牙，如果之前长的牙把嘴里位置占满了，智齿就没办法完全长出来，可能就长一半，还有一半是在牙龈里。

这时候已经冒头的智齿因为半颗在外面、半颗在里面，牙龈和智齿之间没办法闭合得很紧密，就会形成一个"口袋"，也就是智齿盲袋。

这个盲袋特别容易卡食物，而且一卡进去就很难弄出来，刷牙也刷不到，而且有的人因为有慢性咽炎，牙刷不敢伸得太里面，会有反胃的感觉，就更不可能清理到了。

所以卡里面的食物除了烂在里面，没有什么其他出路了，刚开始只是食物烂了会发臭，时间长了那里细菌滋生，再刺激牙龈，智齿就很容易发炎。

智齿要是发炎了，因为牙疼，有的人半边脸肿嘴巴也张不开，刷牙也变得不好刷，也会导致出现口臭的情况。

所以，如果遇到只长了半颗智齿的患者，我会强烈建议他们拔掉智齿，实在不愿拔的，可以考虑用冲牙器，冲牙器就像个小水枪一样，可以把"盲袋"里的残渣冲出来，也就不会出现残渣烂在里面发臭的情况。但根治的办法仍然是拔掉智齿。

6. 怀孕之后，感觉口气变重了，这是怎么回事？能治好吗

如果你经常待在口腔科，会发现一个很"奇怪"的现象，来看口臭的孕妇特别多，这是为什么呢？

其实，怀孕本身不会引起口臭，但是怀孕期间的一系列生理改

变，会诱发口臭的问题。

（1）激素改变

妇女怀孕期间，她们的激素水平会变化，免疫力会降低，牙龈里的血管也会增生，这时候如果牙菌斑刺激牙龈，会比一般人更容易发炎。牙龈发炎，可能会出现牙周袋，残渣掉进去腐烂、细菌繁殖，就会导致口臭。

（2）妊娠反应导致口腔环境改变

我们都知道孕妇常常会出现恶心、反胃的症状，有的还会有明显的反酸，这些症状都会导致口腔里的环境呈酸性，特别有利于口腔里一些细菌的生长繁殖，这些细菌的分泌物就会导致口臭。

（3）胃食管反流病

孕妇容易口臭还有一个原因，明显的恶心、呕吐，会把胃里的味道一起返上来，就会有食物在胃里分解发酵的酸臭味口气。

7. 网上说有口臭说明身体已经出毛病了？是真的吗

这里我要先声明一个观点，如果身体出现异常症状，尽量不要到网络平台上去搜索解决方法。虽然也能搜索到一些专业医生的回答，但还有很多骗人的虚假消息、虚假广告，而大多数人对此的辨别能力是很弱的，很容易被骗。

口臭和身体出毛病，这二者之间并没有一个很强的联系。有的疾病确实会表现口臭的症状，但不能说有口臭就一定是身体出毛病了。

如果出现口臭，首先去口腔科检查口腔状况，如果排除口腔问题，则要去内科检查幽门螺杆菌感染情况。如果排除以上最常见的

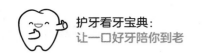

两种状况，那就要考虑其他肠胃疾病、肺部疾病、糖尿病、肝脏或肾脏疾病等，这些都可能导致口臭。

胃食管反流病的患者，口气常呈胃内消化食物的酸臭味；糖尿病患者口气呈烂苹果味；肝病患者口气一般呈腐臭味；另外，还有节食减肥处理不当、因为疾病不能进食、老年人因唾液腺功能降低、女性经期内分泌紊乱等，都有可能导致口臭。

但是，有口臭并不一定代表身体有疾病。食用味道浓重的食物或者不良的生活习惯也会表现出口腔异味！比如吃了大蒜、洋葱、韭菜等味道重的东西，即使吃完立刻刷牙，也没办法去除味道，榴莲就更不用说了。再比如，长期吸烟如同口腔时时被浓烟熏扰，牙、舌、口腔黏膜都会附着尼古丁等烟草成分的味道。

8. 每天睡前都刷牙了，为什么第二天起床嘴里还是会很臭

一方面，可能是牙缝里残留的食物残渣腐烂分解散发的味道，单纯的刷牙清理不到牙缝，建议睡前的口腔清洁，要加上牙线和冲牙器，使用顺序为牙线，冲牙器，然后刷牙。

另一方面，我们无论怎么清洁，口腔里都没办法达到一个"无菌"状态，晚上睡觉时嘴巴长时间闭着，氧气含量少，有利于细菌的繁殖，细菌分泌物是会散发臭味的，再加上睡觉时不像白天会说话吃东西，嘴里空气不流通，所以起床时会有明显的臭味。

9. 用漱口水，能治好口臭吗

　　漱口水有一定的抑菌作用，可以用于日常预防口臭，但如果已经有口臭的症状，靠漱口水是没办法治好的，因为真正的"臭源"没有解决，还是需要去医院进行专业的检查，确定口臭的原因，然后对症下药。

第13章 特殊人群——儿童

★ 引言

　　每年春节前，在外务工的人们纷纷回到家乡，看到留守在爷爷奶奶身边一年未谋面的孩子们，发现基本上都有着大致相同的变化：个子长高了，性格更加不羁了，牙齿也烂得差不多了（龋齿）。

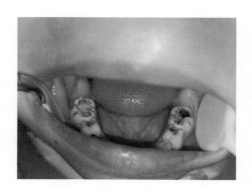

　　我们国家儿童的龋齿状况总体令人担忧，即使不是留守儿童，如果父母疏于对孩子进行口腔健康教育，放任其养成爱吃糖、常喝可乐、刷牙不自觉等坏习惯，最终牙齿的境况也基本上类似。

　　儿童本不应该受这种牙痛之苦，造成他们痛苦的根源在于家长不学习健康知识，没有保证孩子们的牙齿得到呵护。

　　各位家长，你们对孩子的牙齿健康状况，难道就一点都不关心吗？难道丝毫疑惑都没有吗？如果你们想知道孩子什么时候长第一颗牙、如何正确教孩子刷牙、生了牙病要怎么治，更重要的是，如何让孩子没有牙病，健康快乐地长大……看完这一章，相信你对陪孩子打赢这场"牙齿保卫战"会更有信心。

📖 **故事**

　　我有两个堂妹，一个加了我微信，一个没有。她们孩子牙齿呈现两极分化的状态：常常与我微信交流的，孩子牙齿非常棒，孩子乳牙换牙、发现牙齿上有黑色点点，都马上拍照片发我问我怎么回事，应该怎么办，耐心教刷牙，教育孩子吃完糖之后要漱口、刷牙，甚为细致。

　　没加微信的堂妹，孩子牙痛得不能吃饭时才来找我，不只是牙结石、牙垢塞满了牙缝，六龄牙更是惨不忍睹，一颗已经是深龋，大牙到处都是黑色的坑洼，另一颗情况更为严重，大牙已经变成了一个空壳，竟然被蛀空了大半！这样的孩子我们在临床上常常遇到，甚是痛心！

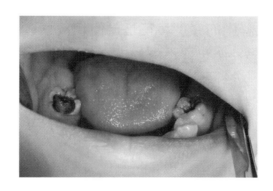

　　毕竟，在牙医眼里，这么小的孩子的六龄牙就坏到这种程度，简直是一种罪过！六龄牙呀，是要用一辈子的呀！意味着什么？会影响今后的生活质量啊！

　　所谓六龄牙，属于恒牙，指六岁左右萌出（不是换牙）且终生不再换牙，承担着极其关键的咀嚼功能和全口咬合关系建立，对孩

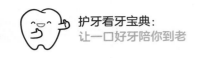
子一辈子的口腔健康起着举足轻重的作用。**烂一颗六龄牙，远比同时烂几颗乳牙危害大！**

加了我微信的那个堂妹，也许是被我朋友圈里的科普影响到，也许她本来就是对口腔健康倍加关注的人。我认为，对于做了父母的人来说，关注口腔知识，并且将正确的口腔知识传递给孩子，不仅相当于省下日后看牙、治牙的大笔钱，而且也是对孩子的未来负责任。

而带孩子来看病的那个堂妹，我也只能是哀其不幸，怒其不争！毕竟，对孩子口腔健康的忽视，不是源于她的无情，而是源自她对于口腔健康意识的缺乏！

当我和她说明娃的牙齿状况的严峻程度，并且告诉她，孩子的牙齿内外都已经腐坏发臭，甚至可能还要拔牙、以后要种牙，看到她潸然泪下、心疼孩子的样子，我的心情更加沉重了。这些对于口腔知识无知导致悲剧的案例，正是促使我从事口腔深度科普的原因。我的后半生就全力做这个事，把这些大家的无知、对于口腔知识的疑惑，一点一点讲清楚。我希望，至少大家都能明白：为什么说预防牙病的重要性远远胜过治疗，不要在上了年纪才会为牙齿没有护好而后悔莫及……

目前，儿童龋齿的治疗现状，和成人牙周炎的治疗现状有着相同的无奈，但也有不同的特点，在患儿、家属、医生三个因素的互相博弈中显得更加别具一格。

首要因素是患儿，并不是指患儿的龋齿严重程度，而是对治疗的配合度。龋齿并发牙髓炎是最常见的就诊类型，"痛得要死，死不张口"是最常见的患儿表现，而让患儿张口钻牙（根管治疗）是最佳治疗方案。

这时候，考验医生的反而不是技术，而是耐心，由于根管治疗本身就耗时较长，多数口腔科大夫都或多或少经历过与极端不配合的患儿长时间磨耗的过程，可能是半天，甚至是一整天。患儿的撕心裂肺，医生的心力交瘁，家属的永不放弃、威逼利诱、河东狮吼，一番折腾下来，可能治疗能进行一半，也可能压根就是徒劳。

极少数患儿在长时间的软硬兼施下被迫张口钻了牙，过程中也是惊心动魄，每分钟几万转的钻针需要防止患儿因头动或舌头动而误伤唇、舌、口腔黏膜，根管治疗的锉针也有一定风险，而一些罕见的意外让口腔医生如履薄冰。

抛去治疗中患儿的配合度不提，家长对于孩子口腔的引导和保护才是至关重要的。每年总有几个宝妈让我感到敬佩，她们的孩子口腔里没有一颗龋齿，她们带孩子来看牙只是做检查排除隐患，有人还带着牙线棒，对孩子的牙齿属于专业级的呵护。

能保持如此健康的牙齿状态真的太难了，背后需要家长付出极大的努力和耐心。对此我深有体会：我是口腔全科医生，老婆是口腔正畸专科医生，尽管我们对自己孩子的牙齿一直给予苛刻的保护，他仍在六岁时乳门牙发生龋齿。

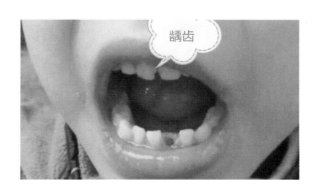

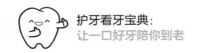

原因其实在于我，就因为有一天晚上我因为太累偷了个懒，刷牙连牙膏都没挤，匆匆几秒钟过个趟就完了，而这一幕被孩子看见了，他在接下来近一个月时间里经常趁我们不注意时几秒钟刷完牙，而且不用牙膏，我们给他检查牙齿也不甚严格，直到发现龋齿，他才告诉我们原因。

所以说，家长自身的榜样作用对孩子的影响真的是太强悍了。言传身教，不仅要"言传"给孩子口腔知识，还要以身作则，当孩子的榜样。所以，我更佩服那些能严格把控好孩子口腔健康的宝妈们，外人只看得到孩子的健康成长，殊不知，这些家长付出了多大的牺牲和努力！

对了，大家也许对我只用"宝妈"一词感到不解。不过，关于儿童牙齿呵护，相较而言，真没有孩爸多少功劳。临床总结看来，到医院咨询涂氟或窝沟封闭的人基本都是宝妈，还有医生。而孩爸更多的表现，则是带着一口烂牙的孩子就诊，听到医生说糖吃多了，对着娃就是一通教育："听到不，以后要少吃糖！"而听到医生说牙齿治疗很麻烦，费用几百、几千元时，对着娃可能就是一通训斥："以后给老子少吃糖！"

说句掏心窝的话，做了这么久口腔健康科普，我一直想传递出"预防胜过治疗"的重要性，但有时我觉得专业宣传并不能撼动一些人去注重孩子甚至自己牙病的预防，既不能让人重视正确地刷牙，也没法控制甜食的伤害。兴许，辛辛苦苦几万字，还不如这七个字有用，那就是：

看牙，太太太贵了！

🔆 科普

1. 宝宝什么时候会长第一颗牙

宝宝的第一颗牙齿通常在出生后 7~8 个月的时候萌出。

但这个数字只是个平均值，有的宝宝可以提早到 4 个月就长牙，有的宝宝 1 周岁以后才冒出第一颗牙齿。这些都是正常的，爸爸妈妈们不用担心。

3 周岁以上的宝宝，如果发现乳牙尚未全部萌出，则需进一步检查是否先天缺少牙胚，或者牙齿萌出是否有阻碍。全口或多数乳牙萌出过迟或萌出困难，多与全身因素有关，如佝偻病、甲状腺功能减退、全身营养缺乏等。所以，只要孩子身体健康，稍微早一点或晚一点长牙都不用担心。

2. 为什么孩子有啃手指的习惯，一定要让他改掉吗

有些小朋友爱吃手，特别是吮吸拇指或食指。如果这些只是偶尔现象，那没有关系。如果是长期习惯，比如每晚必须吮指才能入睡，这种习惯在 3 岁之前没有必要去强行破除，但在 3 岁之后就需要干预了，特别是每天这种不良习惯持续时间达 6 小时以上者。

因为，如果手指位于上下牙弓之间，牙齿受力会引起上前牙向前突出，上下前牙不能正常接触咬合。吸吮时，两侧脸颊的肌肉用力，导致牙弓的侧方被挤压变狭窄，原本正常弧形的牙弓变成了尖形。手指对上腭（即口内的天花板）的压力会造成上腭高拱，妨碍鼻腔的正常发育。

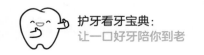
除了吮指，有些孩子常年爱咬被角、咬铅笔、咬指甲，这些都是不良的口腔习惯，会造成牙齿咬合异常、牙列畸形以及颌面部发育异常。

此外，如果孩子有吞咽时吐舌、张口呼吸、抿嘴唇或咬嘴唇的习惯，同样需要家长督促进行纠正，以免导致牙齿、颌骨的异常。同样，应该注意两个时间维度，一是 3 岁之后，二是每天持续时间 6 小时以上，这种情况是牙颌畸形的高风险因素。

3. 乳牙迟早都要换的，蛀了还需要补吗

"乳牙反正都要换的，还需要补吗？""乳牙蛀了就蛀了，等换了新牙就好了。""孩子这么小，补什么牙？去医院受罪啊！"不少爸爸妈妈有这些想法，或者听爷爷、奶奶、外公、外婆、邻居大妈、邻居大爷这么说。

可是，事实上真是如此吗？因为乳牙蛀了而引发的严重问题也很常见，只是很多时候家长们幸运躲过了灾难般的后果而已。因乳牙龋坏引发的其他疾病而住院的病例并不少见，因乳牙大量龋坏孩子不配合治疗而做全麻下修补的病例并不少见，所有这些，只有发生过、经历过的父母，才会对乳牙健康有切肤之痛。如果一胎经历了，那么我相信，有二孩的话必然会给予宝宝极致的牙齿健康预防管理与呵护。

乳牙龋坏，首先会引起牙齿形态严重破坏，孩子吃饭的时候，食物会塞进牙缝里，刺激牙神经，引起疼痛，吃不了饭。

食物在牙洞里塞久了，腐烂后产生细菌，会引起牙髓发炎。孩子会半夜痛醒，无法入睡。有的蛀牙已经破损到只剩残存的牙根，

这些发炎的牙根会穿破牙龈，刺伤嘴唇或脸颊部软组织，造成溃烂。

这类病例在临床上屡见不鲜。

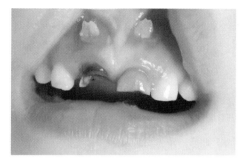
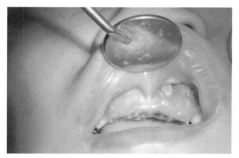

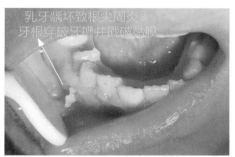

以下这一例是拔牙前后的对照图片，希望以此警醒各位宝爸宝妈们，多关心孩子牙齿健康，不要让孩子受这种罪！

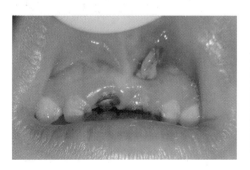
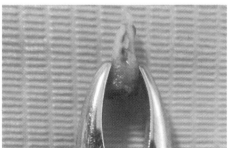

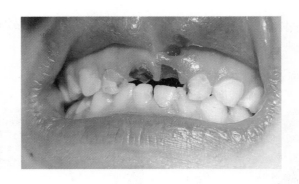

如果大家还是没有什么感触，可以看一下拔这种乳牙的临床视频，以后就不会再轻视乳牙龋坏的伤害了。

视频 13-1

此外，龋齿也可能成为病灶，病菌随血液流动，引发全身其他组织器官的感染。严重的蛀牙发炎化脓，导致面部肿胀发生蜂窝织炎，有的甚至要住院治疗，而且存在过度肿胀导致窒息的危险。虽然这种全身感染的概率比较小，但这样的案例时有报道。如图所示，孩子的乳牙龋齿引发根尖周炎伴发颌面化脓性蜂窝织炎，口底肿胀，舌体被抬高，急诊入院治疗。

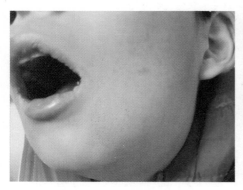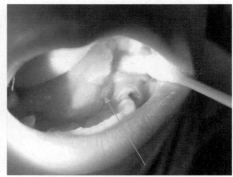

除了疼痛、感染之外，牙齿不好必将影响孩子的进食和咀嚼效率。吃饭吃不好，营养跟不上，生长发育都会受到影响，全身免疫力下降。此外，门牙龋齿发黑，会影响形象，怕小朋友们笑话他（她）黑牙齿、没牙齿，变得胆小不爱说话，导致孩子不敢张嘴大笑，严重的甚至会出现自闭症状，影响孩子心理健康。不光如此，龋齿导致的牙齿缺损对语言学习阶段孩子的发音也有影响！

也许有些家长认为，乳牙龋齿是不好，只要换了新牙就好了。实际上，乳牙龋坏严重，会危害到尚未萌出的恒牙，称为"特纳牙"，这种危害的程度因人而异。

特纳牙是牙釉质发育不全中的一种，因乳牙根尖周严重感染导致继承恒牙釉质发育不全。由于"个别前磨牙釉质形成和矿化障碍"这一现象首先由 Turner 报道，所以又被称为"特纳牙"。主要是由于乳牙龋坏严重不进行补牙，影响恒牙的发育，常发生于前磨牙。

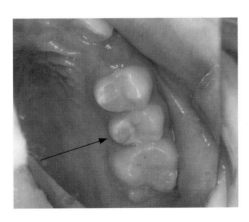 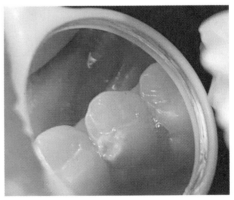

还有一点，当乳牙龋坏过早脱落，而下方的恒牙尚未萌出，这个空位置就会被两边相邻的牙齿占据，恒牙要萌出时就没有足够的空间了，只能歪斜着从侧方萌出，牙齿肯定就排列不齐了！

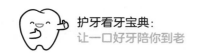
乳前牙大范围龋坏缺损的孩子无法用前牙咬物，用进废退，颌骨的发育会受到影响，可能导致上颌骨发育不足。这样的话，不仅是牙列发育、咬合功能受到影响，孩子的面形也不好看了。

总之，乳牙龋坏，可能会导致孩子疼痛不适，影响正常咀嚼和全身健康，还会影响美观、影响新牙的发育和萌出、影响颌骨的发育，甚至会影响到孩子的发音和心理。如果不能及早发现龋齿，及早补牙治疗，任其发展下去，龋齿给孩子带来的痛苦和伤害只会越来越大。可见，乳牙龋坏了一定要抓紧修补。

4. 乳牙提前掉了，还需要补吗

对于未到年龄就掉落的乳牙，当时如果没有做间隙保持器，邻牙就会往有空间的地方挤，进而影响恒牙长出来的位置。所以遇到小孩缺牙的情况，最好做乳牙的间隙保持器，免得恒牙萌出位置不足。

为了避免小孩缺牙，家长在小孩有小蛀牙时就要赶快去处理，不要等到小蛀牙变成大蛀牙，甚至最后要拔牙。归根结底，家长还是要照顾好小孩的牙齿，让他们掌握正确的洁牙方式并执行好。

5. 为什么乳牙补了容易掉，怎样补牢固

儿童补牙合作程度比较低，由于不配合而难以有效进行备洞，乳牙邻面龋多见，备洞型不规则，去除腐质不彻底。而且隔湿效果差，有口水的污染，降低材料的粘结性，容易引起充填体的脱落。小孩吃黏的或硬的食物比较多，也可以引起充填体的脱落。另外，

儿童甜食摄入比较多，充填后容易因继发龋而脱落。这些综合因素造成乳牙补了以后很容易脱落。

　　有一种相对比较牢固的方法，就是做牙冠保护，儿童多为钢牙材质，不同于成年人的烤瓷冠。钢牙冠有多种大小规格的预成冠半成品，医生选择合适的冠并作出少许调改即可套在乳牙外面，一方面粘接剂可以弥补充填的技术缺陷，另一方面钢冠可以保护充填材料不脱落，还能隔绝外界刺激减少继发龋。乳牙预成冠技术仅限于乳前磨牙和乳磨牙两个牙位，前牙不建议。国外这种技术在牙科应用非常普及，但在国内开展并不尽如人意，主要因素还是家长意识以及知识科普欠缺，以及开展这项业务的儿童专科牙医稀缺。结果导致孩子的牙齿坏了补，补了坏，反复不断，而没有去做个钢牙保护一下。

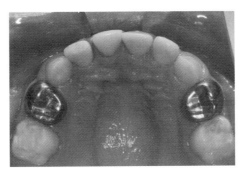

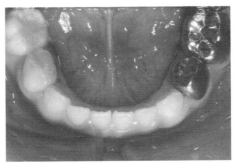

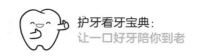
6. 孩子换牙时为什么会出现双层牙，而且还是呈锯齿状的，应该怎么办

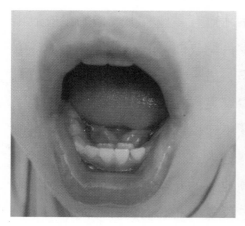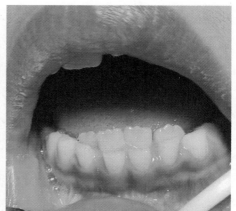

"双层牙"现象在儿童换牙期间相当普遍，我们称为"乳牙滞留"，一般是由于儿童食物过于精细，乳牙牙根未得到足够咀嚼锻炼，在换牙期牙根吸收延缓造成滞留。这不是什么严重的问题，把滞留乳牙拔掉就好了。但是，切记，拔的应是乳牙而不是恒牙，也就是要拔掉图上那个外侧面整齐的牙齿，千万不要拔内侧的歪牙齿，它是恒牙，家长眼里千万不要看这个歪牙齿呈锯齿状不爽就想拔掉，那就会成为很严重的问题，以后就缺恒牙了。

一般来说，恒牙上下门牙、侧切牙刚萌出时切端都呈锯齿状，称为牙齿的发育结节，它属于牙齿的正常解剖形态，锯齿随着进食的磨耗会逐渐磨平。我们可以这么理解，新的轮胎也是纹路很深的，随着运动磨耗慢慢就会变平了。

7. 乳牙期在饮食方面要注意什么

对于 3 岁以内的小宝宝，禁止喂食糖果，这不但可以保护牙齿、减少蛀牙概率，也避免了宝宝吞食糖果阻塞气道的意外风险。饼干、蛋糕也需适量。

食物，如米饭、面条等主食，这些碳水化合物虽然不像蛋糕、饼干那样甜黏，但它们在消化分解过程中会产生糖分，成为致龋细菌繁殖来源。这也是有些爸爸妈妈一直疑惑的"孩子很少吃糖为什么也会蛀牙"的一个原因。因此，孩子每日三餐进食后，应清洁口腔，减少食物残渣在牙面的停留时间，从而减少蛀牙的发生概率。

蛋白质是宝宝营养的重要来源，孩子需要保证每日的奶量。但是，家长们要格外注意这些奶类食物对牙齿的危害，除了纯牛奶以外，大多数奶类添加了糖分用来增强口感，而这里面的糖分是致龋的主要因素。

8. 如何选择适合孩子的刷牙器具

牙刷是刷牙必不可少的用具，很多爸爸妈妈疑惑，牙刷种类形形色色，如何为孩子选择牙刷呢？

给孩子选择牙刷的基本原则是：刷头大小适当（2～3 个门牙的宽度为宜）、刷毛硬度为中度或软毛、刷柄易握持、适合儿童的不同生长阶段。下面就分阶段讲讲吧。

（1）牙齿萌出前（0～6 个月）

选择指套牙刷或硅胶头的牙刷，清洁并按摩牙龈，缓解牙齿萌出前的不适。除牙刷外，用干净湿纱布也可以清洁按摩牙龈。

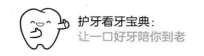

（2）牙齿萌出后至 2 岁

当宝宝牙齿萌出后，就要开始使用有尼龙刷毛的牙刷了。因为这个阶段需要家长为宝宝刷，应选择长柄（家长好握持），软毛柔软不刺手，刷头较小，可以在宝宝口内灵活转动的牙刷。

也可以给宝宝准备一把宝宝手持的牙刷，让宝宝尝试自己刷牙玩，可选择刷毛、刷柄都柔软的"玩具型"牙刷，或者 360° 刷毛牙刷，让宝宝可以安全地把牙刷放在口内玩耍，而不会碰伤牙龈或口内软组织。

这类"玩具型"牙刷的清洁效率略差，不如有尼龙刷毛的牙刷。所以宝宝牙齿的有效清洁，还是要靠家长手上的那柄牙刷。我会在下一个问题中详细讲解家长为孩子刷牙的方法。

（3）2~5 岁

家长此时可以教宝宝正确的刷牙方法了。家长可以给宝宝选择方便握持、刷头小、刷毛软硬适中的儿童牙刷。随着宝宝长大，可以逐渐更换刷头略大、刷毛略多的牙刷。如何判断刷毛是否软硬适中？以能刷掉牙面食物而摩擦牙龈又没有刺痛不适为标准。但孩子自己刷过后，仍需家长帮孩子仔细刷第二遍。孩子刷牙只是他们学习的过程，真正有效维持牙齿清洁的工作必须靠家长来执行。

（4）5 岁以后

这时候六龄牙开始萌出了，应选择较婴幼儿牙刷的刷头更大一些的儿童牙刷。也可以选择末端刷毛长一些的牙刷，这样更有利于清洁正在萌出的六龄牙。可以让孩子自己刷牙了，但家长要监督检查孩子是否刷干净，必要时还需要帮助孩子刷牙。

除了手动牙刷外，电动牙刷的发明提高了人们刷牙的效率。电动牙刷的设计最初主要用于生活不能自理的残障儿童或手功能障碍需要别人帮助的刷牙者，但现在越来越多的正常人群也开始使用电动牙刷。临床试验结果证明，电动牙刷的刷牙效率优于手动牙刷。

值得一提的是，正确刷牙方法的掌握是保证电动牙刷刷牙效果的前提。可以这么说，使用电动牙刷是在掌握正确刷牙方法之上的锦上添花，如果不能正确地使用电动牙刷，那么电动牙刷的刷牙效果将大大降低。

给儿童使用电动牙刷时，要注意检查刷毛的软硬，振动的模式及频率是否适合孩子。电动牙刷的说明书上一般都有标注适用年龄。对于幼龄儿童，从使用的安全性和孩子的接受度来说，建议家长先熟练使用手动牙刷帮宝宝刷牙，待孩子适应并配合后，再尝试使用儿童电动牙刷。

9. 我家孩子还小，不会自己刷牙，我该怎么帮他刷

很多爸爸妈妈都头痛：孩子年纪那么小，给他刷牙又爱闹，怎么帮他刷？这一篇，我就来给大家支支招，讲讲如何为宝宝刷牙。

首先需要强调的是，给宝宝做口腔清洁要从出生以后就开始，而不是等到 2 ~ 3 岁以后才刷牙，因为习惯的养成越小开始越好。

就如同我们会给婴儿洗澡、洗脸，孩子一天天大了，也会习惯每天早起、睡前要洗脸、洗手。等孩子长到 2 ~ 3 岁的时候，通常自主意识比较强了。即使孩子有时候也会叫嚷着不愿意洗脸、洗手，做父母的仍然会坚持洗，并会通过图片或者动画告诉孩子，手上有细菌，一定要洗干净。这样孩子就明白，这是长久以来每天都要做的事情，而且是有道理的，因为手上的细菌、虫子必须得清洗掉。

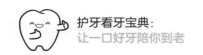
刷牙也是同样的道理！如果从小没有养成习惯，在孩子2～3岁有自主意识、个性显露的时候，往往会抗拒、排斥刷牙，不喜欢、不习惯牙刷伸进嘴里的感觉。好了，明白了这一点，我们继续聊。

给宝宝刷牙，先要准备好工具：牙刷、牙膏、漱口杯、吐水杯、纸巾或干净纱布。

对于3岁以下的宝宝，牙膏仅用米粒大小，薄薄的一点儿即可；对于3岁以上会吐水的宝宝，牙膏可以用绿豆大小。对小宝宝，漱口的水用干净温开水，另一个杯子用来接宝宝漱口吐出来的水。对于4～5岁以上的大孩子，就可以用自来水漱口了。纸巾或干净纱布用来擦拭宝宝残留嘴边的牙膏泡泡和水。

刷牙姿势：给宝宝刷牙，建议采用这种姿势，宝宝平躺会感觉舒适且易配合，宝妈宝爸们可以尝试一下，会很方便。

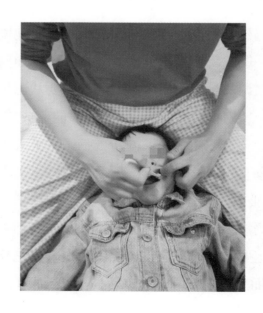

刷牙方法上，要注意以下几点。

（1）不能只刷牙表面，要刷到牙龈的位置，尤其是牙齿和牙龈交界的地方要刷，这个位置很容易被忽视，这是多数牙齿发生脱矿、产生蛀牙的常见部位，也是牙齿形成色素的常见部位。

（2）不能只刷牙齿咬东西的咬合面，牙齿的正面、侧面、里面、外面都要刷，尤其是后牙靠近脸颊部的那面。家长可以用另一手的手指轻轻拉开宝宝脸颊，让牙刷不受到脸颊的压迫而自由转动。如果使用牙膏，刷牙后多漱口。小宝宝还不会漱口的话，妈妈可以用干净湿纱布帮宝宝擦去泡沫。牙膏量一定要注意，只在刷毛上沾一点点就行。

10. 宝宝不配合刷牙怎么办

对于1~3岁的宝宝，可能会有段反抗期，宝宝有自己的主见了，不乐意刷牙，或者一定要自己刷。爸爸妈妈一定要坚持下去，即使宝宝反抗哭闹。除了安慰鼓励宝宝，更要让宝宝明白刷牙是每日必需的清洁工作。如果宝宝实在哭闹得厉害，可以暂时缩短刷牙的时间，但一定要坚持每日刷。

对于只愿意自己刷，不愿意家长帮忙刷的宝宝，家长可以想想其他办法鼓励孩子，比如互相帮忙刷牙，给玩具刷牙等。

另一方面，很重要的是，帮宝宝刷牙，让宝宝爱上刷牙，就要让刷牙的过程变得活泼有趣不枯燥。方法有很多种，爸爸妈妈多动动脑筋。比如，小火车开进嘴巴山洞，牙齿大街上打扫卫生，牙刷躲猫猫，唱刷牙歌等。此外，要让孩子自己选择喜欢的牙刷、喜欢的牙膏口味等。刷完要表扬、鼓励孩子。

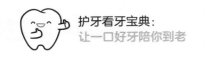
通常经过了这段反抗期，3岁以后的孩子就会比较习惯并配合刷牙了。当然，也有的孩子从婴儿开始就很自然地习惯刷牙，而没有这段反抗期。

总之，爸爸妈妈们要让孩子体会到，刷牙是必须的，刷牙也是有趣的。习惯的培养要靠家长们的坚持。这样，慢慢孩子大一些了，刷牙就会越来越容易了。

11. 让孩子牙齿白又壮的方法，除了好好刷牙，还有哪些

除了刷牙之外，预防蛀牙的方法还有窝沟封闭和涂氟。

什么是窝沟封闭呢？我们每个人口内的每一颗牙齿都不是一个完全光滑的平面。尤其位于口内后方的磨牙，咬合面窝沟呈沟壑起伏状，最为明显和复杂。

牙刷的刷毛难以深入到这些窝沟里进行清洁。这些卫生死角正是食物和细菌最喜欢的驻扎地，许多龋坏正是从此开始。故而，对刚萌出、尚未龋坏的牙齿来说，将这些死角封闭起来，是最好的预防龋齿的方法。

窝沟封闭技术，就是对牙齿表面进行处理后，将液体状的封闭剂涂布在窝沟处，让其渗进窝沟裂隙，再使用一定波长的光源，让渗入进裂隙中及充盈在窝沟内的封闭剂固化变硬，成为一层光滑而结实的屏障，长期存留在牙齿窝沟内。

下图就是窝沟封闭前后的对照图，窝沟部位原先深色裂隙处，被白色的窝沟封闭剂填满了。这样既杜绝了食物和细菌进入窝沟裂隙，又使窝沟处的刷牙工作变得简单有效多了。

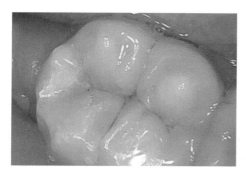 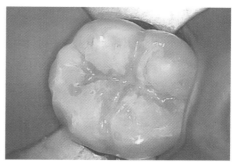

此外，孩子还可以每隔3～6个月在牙齿上涂氟。但是在涂氟前，一定要把牙齿先刷干净，让氟能够真正完全地接触到牙齿表面，效果会比较好。千万不要在小孩还没有刷牙、牙菌斑非常多的情况下就给牙齿涂氟，因为氟无法直接接触到牙齿，效果会大大地降低。

12. 看牙过程中，这几件事，家长一定要做好

要带孩子去检查牙齿了，要带孩子去补牙了，作为爸爸妈妈的你，紧张吗？会不会想到牙科钻头就心里凉飕飕？孩子紧张，你比孩子更紧张！

如果你有这样的顾虑，请看看下面带宝宝就诊前的家长须知，或许能帮到你。

（1）上午带宝宝来看牙医。宝宝一般上午精神好，情绪也好，快乐的宝宝容易和人沟通。下午宝宝容易犯困瞌睡、情绪不好，难以配合检查。

（2）宝宝不能空腹，也不要过饱。宝宝空腹容易情绪不佳，不配合检查。过饱的话，检查时候若稍微挣扎一下，容易呕吐。

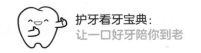
（3）以积极快乐的方式告诉宝宝，要去看牙医。比如，"宝宝，今天我们去找教我们刷牙的阿姨，她们会教你刷牙，还会带你玩游戏，有会自动上下的像电梯一样的椅子，有会喷水的水枪，还可以给牙齿洗澡。"当然，要实事求是地说，别编瞎话骗孩子。也千万不要等到孩子牙齿痛了才第一次看牙，那样孩子怎么会觉得"积极快乐"呢？

（4）严禁语言的不良暗示。不要使用"不会痛""痛不痛"这样的词语，严禁平时用"不听话就带你去拔牙""不乖就带你去医院打针"这样类似把惩罚和牙医、牙齿检查、牙齿治疗联系在一起的话语。有这样经历的孩子往往在进医院或牙科诊所之前就哭闹不肯进来了。

（5）不要把奖赏作为去看牙医的条件。让孩子把看牙医、做牙齿检查作为一件常规的事情，如同量身高、称体重、检查视力一样。而不是父母威逼利诱，拿奖励作为条件，或者孩子索要奖励才去做牙齿检查。我见过有些大孩子在爸爸妈妈掏出几百块钱给他（她）做奖励的条件下，才哭闹着勉强接受牙齿检查。一叶知秋，一个小片段就能看出家庭教育的结果。这样教育的后果，大家都心知肚明。如何正确爱孩子、教育孩子，在看牙过程中都能体现出来。

（6）家长要表现淡定。爸爸妈妈们要对去看牙医这件事情表现得很冷静、很淡定，尤其是在面对牙医的时候，态度要自然，信任地把孩子交给医生。家长任何紧张、不安、担心、害怕、恐惧等情绪都会通过话语和动作传递给孩子。

尤其有时候，一家七八口人簇拥着一个孩子来看牙，我说要孩子张开嘴做检查时，孩子刚嘴一撇，有点委屈了，爷爷奶奶、外公外婆、爸爸妈妈、姑姑阿姨就一起上来，七嘴八舌哄他，结果可想而知：哭得更厉害了。

另外，1～2岁的小宝宝即使在玩耍熟悉了一段时间后，当牙医让他（她）张嘴看牙齿的时候，也可能会害怕抗拒哭闹。但其实牙医检查宝宝口腔往往只需要几秒钟，即使哭几声也不必担心。在宝宝亲身体验了检查牙齿这件事情之后，明白只是张开嘴看看，并无疼痛不适，宝宝也会慢慢适应配合的。

（7）要预约，要准时。目前不少医院和诊所已经开始实施预约制度，预约制能够减少爸爸妈妈们就诊等候的时间。准时到达就诊，更能使就诊过程顺畅。

（8）平时多累积铺垫。用快乐的故事绘本、有趣味的活动来引导孩子树立牙齿健康的正确观念。比如，可以在家里扮小牙医的游戏；和孩子一起看教刷牙的故事绘本；和看过牙医、不怕牙医、与牙医有过较好沟通的小朋友一起玩耍交流。

总之，良好的开端是顺利治疗的前提，宝宝对牙科的兴趣和好奇、与牙医的熟悉和亲密，一定会有利于宝宝的牙齿健康，也是牙医们最开心的事！爸爸妈妈们，我们需要做的就是引导孩子、教育孩子，陪伴孩子慢慢长大。

13. 什么是"六龄牙"？为什么"六龄牙"很重要

在孩子6岁前后，将在口腔中最后一颗乳牙的后端萌出第一颗恒磨牙，因为这个首先萌出的恒牙是在6岁时破龈而出的，所以，我们又俗称"六龄牙"。

六龄牙在医学上叫作第一恒磨牙，是口腔中萌出最早的恒牙，

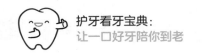
一般在孩子六岁左右萌出，是恒牙列的支柱牙，承担主要的咬合功能，在咀嚼中起着非常重要的作用。如果六龄牙龋坏或丧失，会带来一系列严重后果，如影响咀嚼、邻牙倾斜移位、继发食物嵌塞与龋坏等，所以维护好六龄牙的健康至关重要。

我希望所有的家长们牢牢记住这一点，把对孩子六龄牙的呵护提高到关乎孩子未来幸福这个高度上来，请给予它足够的关注度，这是一个医生目睹了无数孩子的惨痛经历以后发自内心的呐喊。

要保护六龄牙，除了注意日常的口腔卫生和补充营养外，还应定期拜访牙医，最好每半年检查一次，一旦发现牙面的窝沟有异常情况，应及时做防龋处理，如果有龋坏应及时充填治疗。

"六龄牙"的作用很大，但由于萌出较早，𬌗面窝沟较多，所以极易患龋病。因此，保护"六龄牙"显得至关重要。最重要的保护措施就是"窝沟封闭"。可以这么说，**没有多少牙医的孩子在六龄牙长出来时不做窝沟封闭**，很遗憾的是，牙医对六龄牙的认知和保护意识，很难扩散到普通人群成为所有家长的主流意识。下图是我儿子的"六龄牙"窝沟封闭照片。

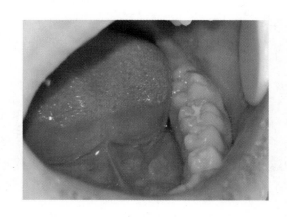

保护"六龄牙"，首先要教育孩子养成良好的卫生习惯，做到早晚刷牙、饭后漱口、少吃糖果、多吃蔬菜及适量杂粮。其次，要经常带孩子去医院接受口腔检查，预防龋病或早期发现龋病早治疗。

还有，父母要有一点口腔医学常识，不能把"六龄牙"当作乳牙，误以为会替换掉而放任姑息，这是十分不可取的。像本章开头那位带孩子来找我看牙的堂妹，如果她能多主动去了解一些口腔常识，孩子的六龄牙怎么会龋坏到那种程度？父母重视口腔清洁，不仅是对自己负责，更是言传身教，对孩子的将来负责！

14. 什么是畸形中央尖？它有什么危害？怎么治疗

畸形中央尖是牙齿异常发育引起的牙齿合面中央窝处的一个圆锥形突起，好发于下颌第二前磨牙，其次为下颌第一前磨牙，一般呈对称性分布，也偶见于上颌前磨牙，好发年龄为 11～12 岁。牙刚萌出时，牙髓也会突起长入细细长长的圆锥形的突起里面，随着牙齿的萌出，当与对牙接触时，非常容易突然折断，暴露下方的牙髓导致牙髓感染坏死，继发牙髓或根尖周病。

此时若患牙牙根尚未发育完成，往往造成牙根无法继续发育的后果。临床上最常见的表现是牙髓坏死后牙床反复鼓包形成瘘管，不少病例在整个病程中并没有明显疼痛，因此极易被忽视。此病就诊时多数已出现瘘管，鲜有家长主动识别畸形中央尖并及时诊疗。下图为双侧畸形中央尖，图左的中央尖已折断，牙床形成瘘管。

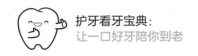
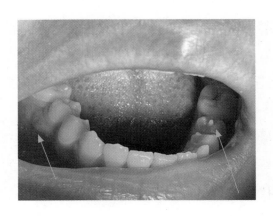

　　下面图片是一例畸形中央尖折断后的断面，呈圆形截面，继发牙髓感染后导致根尖周炎，最终瘘管形成，此类病例为临床畸形中央尖患者就诊时最常见的表现。

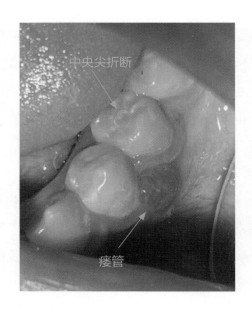

关于治疗。

（1）低而圆钝的中央尖，患牙无症状且拍片无异常，则不需要处理。

（2）对于相对较粗而尚未建立对颌关系前的中央尖，可通过在周围用复合树脂包埋的方式进行保护加固。起到防止折断的作用，希望通过自然磨耗使得牙髓内部修复性牙本质沉积。对于细而高易于折断的中央尖，可在局麻下一次性磨除中央尖，在基底部制备洞型，根据是否暴露牙髓而选择盖髓或活髓切断术等。

（3）对于已经折断并造成感染的病例，医生要根据牙根的发育情况及牙齿炎症情况，给予根管治疗、血运重建、根尖屏障，活髓切断以及根尖诱导成形术等促进牙根发育和治疗牙齿及根尖炎症的治疗手段，具体选择哪一种需要医生面诊评估。以下是一例畸形中央尖通过树脂包埋的前后对比图片。

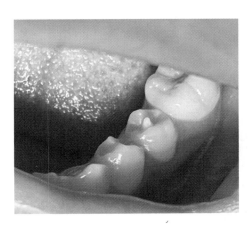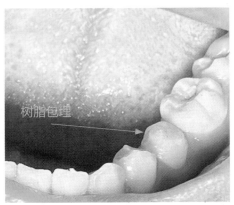

树脂包埋

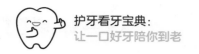
15. 我的孩子后槽牙齿上面肉长得翻着，是怎么回事

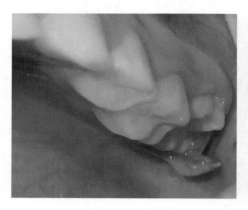 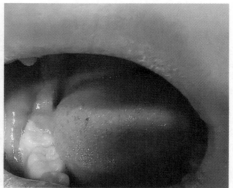

　　这是孩子新牙萌出破龈时很常见的现象，随着牙齿慢慢萌到正常咬合位，牙龈就会自动退缩下去，一般来说孩子没有什么不适的感觉，不用特别处理。

16. 为什么孩子牙齿上有很多刷不掉的黑斑？怎么样才能弄掉它

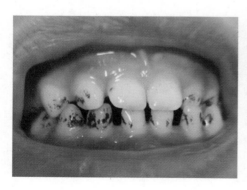 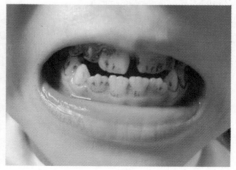

　　这种黑斑并不是龋齿，它是黑色素沉着的表现，其形成原因目

前在学术界尚无定论。有研究表明黑色素是因为龈沟液和唾液中的硫化铁的相互反应造成的；也有研究认为和某些口腔内的常见细菌如乳酸杆菌和放线菌等相关；还有一些观点认为跟口服补铁剂有关，铁盐造成牙面黑色素样变。

尽管不同的研究对儿童牙齿黑色素沉着的原因有着不同的解释，但是大家都有一个相同的结论，那就是有黑色素沉着的娃相对而言更不容易得蛀牙。其原因之一可能是因为黑色素沉着代表了更高的钙和磷的水平，而这两种元素都是牙齿矿化的重要成分，牙齿矿化越佳，牙齿越坚固。所以家里的娃如果有黑色素沉淀不用担心，大家也不用自责或者责怪娃没有把牙齿刷干净！

不过，有黑色素沉着虽说不影响健康，但看着还是很碍眼的，所以如果实在觉得难受，爸妈们可以带娃去医院洗牙。绝大多数的色素可以用喷砂洁牙加抛光进行清除。

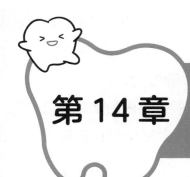

第14章 特殊人群——孕妇

目前，我国女性的孕前体检中，缺乏口腔例行检查，欧美等发达国家却都有，这是让我感觉比较痛心的现状！因为我实在见过太多血淋淋的例子！

为什么我强调准妈妈一定要孕前做口腔检查？

孕期牙病为何如此高发且又难治？

牙齿疾病又会对胎儿造成哪些不良影响？

接下来，我将通过一系列亲身经历过的案例和科普来加说明。希望通过我的呼吁，能让女性的孕前口腔体检，引起更多人的重视。

📖 故事

"你怎么孕前不拔？是因为不知道？"

"当初体检看过，医生说可以拔，也可以不拔。"

唉，又是一例孕妇！又是智齿惹的祸！

口腔体检在很多单位都不存在，有的刚刚起步，即使有，也不一定都靠谱儿。牙齿问题，找牙医专科咨询才可靠！

有一天上午来了一位孕妇，已经牙痛到走不了路，是被婆婆搀扶着进了诊室，很明显的智齿冠周炎，如果早点拔掉智齿，就没有这档子事了！一问，已经怀孕7个月了，前几天智齿隐隐作痛，没当回事，结果前天半夜越来越痛，整个智齿牙龈都红肿了起来，耳朵和喉咙也一起痛，吃也吃不好，睡也睡不好。今天刚进诊室，就坚持要把智齿拔掉。

且不说现在牙龈肿胀，没办法立即拔牙，光说是怀孕 7 个月的孕妇——有哪个牙医会轻易去拔一个孕后期的孕妇的牙齿呢？

那用药呢？也不行。很多牙科常用药，比如甲硝唑和盐酸米诺环素，都是孕期的禁用药，可能会引起胎儿畸形。只好先用盐水冲一冲，再叮嘱务必清淡饮食，饭后最好用冲牙器冲干净智齿周围的食物残渣，务必要坚持孕期牙齿的清洁，如果后续有任何情况变化，一定要及时就医。

孕产妇，因为体内激素水平的变化，或者其他一些生理反应如胃食管反流，牙病的发生概率大大提升，这也是牙医为什么总是强调孕前要进行口腔检查的原因。不检查，可能留下的就是一个大隐患！

不仅危害孕妇的安全，而且还可能影响孩子的健康发育。一般孕妇接受牙科治疗最佳时间是孕中期的 3 个月，因为孕前期的 3 个月和孕后期的 3 个月，孕妇的情绪变化和用药对于胎儿的影响都是较为明显的，为了避免胎儿在发育过程中出现问题，一般医生都会建议保守治疗。

听完我的解释，也明白了其中利弊，孕妇终于表示理解，不再要求拔牙了。可是，我心里想的，却远远不止这些……

无巧不成书，上午的孕妇刚走，下午就又来了一个产妇，刚刚生完孩子，老公陪着一起来看牙。

刚进病房，老公就开始抱怨："看个牙科，居然比产前去妇产科还麻烦！周末根本排不上号，等一个叫号的时间居然要那么长！

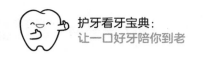
上午明明看着都快到自己了，结果等了半天不叫号，又要等下午再来。"

患者家属这么说，其实我也理解，他不明白口腔科治疗的特色，同样是患者候诊两个多小时，为什么口腔科容易被投诉，而妇产科 B 超室不会？究其原因，别人门口都几十上百人坐那儿等，很正常，但口腔科可能来时前面只有两个号，过两个小时还没到号。

很多人不理解牙病的治疗有多么耗时。在公立医院挂号候诊过程中，前面同样只排了两三个人，有的人很快就到了，而有的人一等一两个钟头，原因是什么呢？因为有的人可能看一下就走了，比如口腔溃疡，有的人可能要开展治疗，尤其是根管治疗、拔智齿等，那么后面的人就得等很长时间。

站在不懂口腔科治疗特色的人群角度想一下，他们的抱怨看起来也情有可原。事实上，真正的优质口腔医疗资源，早就全面实行网络预约挂号，想随到随看已经成为过去时了。也许以后所有公立医院口腔科，除了口腔急诊，如果没预约，当天能看上都已经很难了。到了那时候，估计就没人再吐槽了。这些都是题外话。

下午的这个产妇，是急性牙髓炎，上来就和我说："牙疼，疼得要命，比生孩子还要疼！生孩子的时候还是一阵一阵痛，这次的牙疼却整整疼了两天一夜，疼到今天，连脸上的颧骨都觉得痛了。"

原本怀胎十月，就已是十分辛苦的一件事了，艰难地熬过了孕期，熬过了月子，再又加上本就遭罪的牙病，可以想象她遭的痛苦有多么大！但她还算幸运，毕竟，孕期因反复发作智齿冠周炎或根尖周炎牙髓炎而流产的案例的病例，在三甲医院也并非罕见。

听到我说要做根管手术"杀神经"，患者老公又紧张起来，开始问："需要打麻药吗？会影响母乳吗？"大有一副"倘若影响孩子的母乳就拿你是问"的架势。我只好又作解释："是牙里给药，不用口服，影响小，母乳可以照常喂。"这才能进行后面的手术。

唉，倘若把这几分关心，用在孕妇的产前检查上，该省去多少孕妇的痛苦和麻烦啊！

牙病，对孕产妇的危害实在太大，而孕前口腔体检政策落地也是遥遥无期。

念及如此，我只能尽自己的力量，在此再次强烈呼吁，请广大备孕女性，务必立即、果断、趁早、毫不犹豫地去专业的口腔诊室进行产前检查，如果有智齿尤其是前倾阻生智齿，马上拔掉；如果有其他牙齿隐患比如牙龈炎、龋齿，则必须马上处理。这不光是对孩子负责，也对自己负责。

💡 科普

1. 为什么怀孕的时候，口腔更容易得病

（1）孕期激素出现剧烈变化

怀孕后，全身激素水平升高，炎性因子更容易通过血管壁进入组织内部；同时新陈代谢的速度变慢，导致身体组织更容易发炎，并且一发作就特别严重。

而慢性炎症经常出现在哪里呢？没错，就是我们的牙齿和牙周组织。

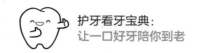

口腔作为身体内外的通道之一，是最容易受到外界因素的刺激产生炎症的部位。以往没治疗的牙病都是细菌的大本营，也是慢性炎症的病灶区。这些慢性炎症在激素的作用下都可以变本加厉、兴风作浪。

平常没注意刷牙，可能没什么大不了的，顶多牙龈出血严重一些，好好刷几天牙可能牙龈出血就没有了。但是在孕期的时候，哪怕很注意刷牙，牙龈在激素的作用下还是很可能出现红肿出血，严重的甚至会出现妊娠期牙龈瘤，也就是牙龈肿大成球，形似一个瘤。

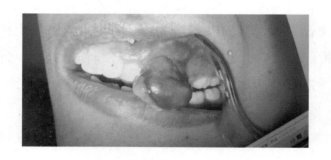

（2）胃容积缩小，容易出现胃酸反流

孕期随着胎儿体积的不断增大，内脏容易受到子宫的压迫，一个典型的表现就是膀胱被压缩导致尿频，另外就是胃被压缩，吃一点儿就饱了，并且更容易出现胃酸反流。

前面我们说过，龋齿的形成原因，就是致龋菌消化食物残渣产酸，酸腐蚀牙齿，造成了牙齿的崩解。

胃酸也是一种酸，胃酸反流入口腔也会进一步导致口腔酸度的增加。可能原来只是龋齿，尚未破坏到牙神经，但是酸继续腐蚀牙齿，导致龋齿的破坏进一步加重，侵犯了牙神经，最终牙髓发炎，典型表现就是牙痛，白天痛，夜里也痛，痛到睡不着觉。

（3）妊娠反应较大的患者咽反射重，影响口腔卫生维护

妊娠反应就是指前 3 个月的孕吐反应，不能闻到油烟味、吃油腻东西容易恶心，甚至牙刷稍微伸到口腔深部的时候就出现恶心的反应。

一刷牙就呕吐怎么行？大多数人采取的办法，是不要把牙刷深得过于深，能刷到哪里就刷到哪里，后牙区就不刷了，甚至有的人因为孕吐放弃了刷牙。

上文已经提到，本身口腔在激素作用下就是容易产生炎症的地方，不好好刷牙，没有彻底清洁，就会逐渐由一点点的菌斑发展成大的炎症。

这几种因素里面，激素的变化和身体对妊娠的反应都是我们无法控制的，但是我们能控制的是维护口腔卫生的好习惯。

孕期一定要重视口腔卫生，至少保证每天一次彻底清洁口腔。如果实在恶心，那么使用漱口水来辅助也是可以的，但前提是能够先认真刷牙，推荐巴氏刷牙法。

2.　为什么说怀孕期间，治牙要谨慎

一般来说，孕妈妈应该在孕前做一次全面的口腔检查，学会维护牙齿的洁净，拔除可能引发冠周炎的智齿，去除不利于口腔卫生的残牙或不良牙体，治疗龋齿及其他口腔既存疾病。

不建议孕妈妈们在孕期中做常规牙齿治疗，除非急症。如果实在是因为特殊情况，孕妈妈应在就诊时向医生说明妊娠情况，简单的牙齿检查可以在整个孕期进行。但是如果需要进行牙科手术，就

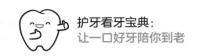
要谨慎行事了。如果可能的话，尽量选择在孕中期进行。

为什么一定要在孕中期？因为孕期前 3 个月是胚胎发育的关键时期，胎宝宝的脑神经、心脏、血管、脸部器官、四肢等都在这个阶段成形，一点不当用药或剂量过大的 X 线照射，都可能造成意想不到的后果。因此，在这个阶段，尽量避免任何形式的牙科检查，包括洗牙等。

在怀孕的最后 3 个月，挺着大肚子的孕妇在牙科椅上接受治疗，可能会感到不舒服。特别是有早产史的孕妇，最好避免在孕期最后 3 个月进行牙科治疗，以免诱发流产。到了孕晚期，由于外界刺激容易导致敏感性子宫收缩，所以在这个阶段，同样要尽量避免所有牙科治疗。

因此，孕妇看牙的时间最好在怀孕的中间 3 个月。怀孕后若出现牙科疾病，应选择在孕中期（此阶段孕妇状况比较稳定，肚子也不会太大），如孕期第 5 个月时做牙科检查或完成洗牙、补牙等大部分牙科治疗。但是应将牙科手术，如拔除智齿、牙根尖手术等较大的手术推迟到产后再做。

3. 既然怀孕期间看牙这么容易出问题，那么怀孕期间到底能不能治牙

答案是可以。

很多老人陈旧的观念认为，怀孕期间不能进行口腔治疗。因为在老人的观点里面，口腔的治疗都是非常疼的，疼痛会对孕妇造成不良影响。

剧烈疼痛的确有可能造成孕妇流产，但我还是那句话，口腔医

疗的技术和理念都是在不断进步的。无痛看牙、舒适化治疗的理念早已深入人心。"我就钻一下，你就稍微忍一下"的陈旧理念已经不复存在，取而代之的是，只要你有疼痛不适，有任何不舒服，都可以和医生提，医生会根据情况选择不同的方法来缓解你的不适。

何况，孕妇要是得了急性牙髓炎不及时治疗，那疼起来的程度，同样可能导致胎儿流产，更别说炎症发作还会影响肚子里的宝宝了。

4. 孕妇打麻药安全吗？会影响肚子里的宝宝吗

根据药物对胎儿可能产生的危害和不良影响的程度，美国食品药品管理局（FDA）将药物对胎儿的危害等级分为 A、B、C、D、X 五个等级。

常用的局麻药属于 B 级，对孕妇安全，对胚胎和胎儿基本无害，因此可以作为安全的局麻药物应用于孕妇。

另外，局麻药对胎儿的影响还取决于局麻药的给药方式、局麻药物的用量以及透过胎盘屏障的药物剂量。

说白了，就是全身用药、给药剂量大影响大，局部用药、给药剂量小影响也小。应用于口腔麻醉的局麻药只应用于局部，并不会打到血管里面进入全身，并且麻药还可以增加血管收缩剂来减少组织的吸收，因此使用局麻药对于孕妇非常安全，大家应当彻底放心。

如果你仍然担心，那么我们就来权衡一下利弊。如果不打麻药看牙，孕妇不仅非常痛苦，而且疼痛带来的风险会远大于局麻药的风险。疼痛导致的流产和早产是任何人都不想看到的。所以该看牙

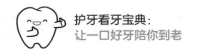
还是要看的。

5.　孕期拍片子安全吗？辐射会不会让孩子变傻

由于拍 X 线片会有电离辐射，而电离辐射有致畸风险，所以公众对孕妇拍 X 线片的普遍态度都是坚决不拍！

的确，高剂量的电离辐射会对胎儿造成严重的损伤，如流产、畸形、发育障碍等。但是口腔所使用的诊断性辐射，完全不会达到对胎儿有损伤的剂量，或者说是安全的。

我们生活在地球上，会受到很多的背景辐射，坐飞机就会受到来自太空的辐射。而孕妇拍一张全景片的辐射只相当于坐一次长途飞机受到辐射的十分之一，拍一张小牙片更是不到拍全景片辐射的十分之一。况且孕妇在进行口腔拍摄的时候，防辐射服可以隔绝腹部的胎儿免于受到辐射，这样，胎儿所能接受到的辐射剂量就可以忽略不计了。

在这里，我想谈谈孕妇看病的理念和伦理问题。如果有疾病，尤其是急症，应当毫不犹豫地接受诊断和治疗。

假如孕妇不幸发生了意外如车祸，车祸伤的诊断需要胸腹 CT 的拍摄，这对于创伤的诊断和抢救治疗是必要的。这个时候如果连大人的生命都无法保证，又谈何对胎儿的保障呢？

疾病发生在口腔内也是同样的道理，任何对于疾病诊断需要的必要辐射都是应当及时进行的。首先，因为口腔的这点儿辐射几乎可以忽略不计，对胎儿没有伤害，其次，疾病不治疗所带来的风险很高，远远大于接受辐射可能产生的危害。

很多孕妇不想来看牙的原因源于传统观念，看牙不能打麻药，看牙不要拍片子，看牙不能吃抗生素……当医生告诉她这些不会对胎儿有潜在伤害的时候，孕妇也并不能接受孕期看牙，仿佛这成为一个心理负担，如果将来孩子是有缺陷的，那么一定会归咎于这次看牙的经历、打麻药的经历、拍X线片的经历……

很多医生不愿意接诊孕妇，害怕引起纠纷，甚至有医生或者医疗机构会有流产、致畸风险告知书，必须在知情同意书上签字之后才能看牙，这种种隔阂更进一步加深了孕妇看牙的心理负担。

6. 超过90%的人并不知道，怀孕前一定要做的这件事——口腔检查

为了优生优育、大部分女性都会备孕，并且做孕前检查。孕前检查主要是针对生殖系统以及全身情况进行检查，口腔检查也是重要的一项检查，但经常不被人们重视。

你是不是也认为，怀孕与牙齿没什么关系呢？其实不然。

由于口腔内本身存在着一些慢性疾病，加上怀孕期间母体内的激素水平、生理和饮食习惯发生改变，使口腔环境变得更适合于细菌繁殖，从而会使那些准妈妈们更易患龋齿与牙周疾病。如果龋齿继续发展的话还会引发牙神经发炎，发展成急性牙髓炎或牙齿根尖周炎，给孕妇带来难以忍受的痛苦。

鉴于孕期是口腔急症的高发时间，也鉴于孕期看牙可能会遇到很多不敢做的检查，或者即使孕妇敢医生也不敢做的治疗，我强烈建议所有打算当妈妈的女性，在备孕时候就要进行口腔检查及治疗。

孕前口腔检查最好提前6个月来做，重点检查的问题如下

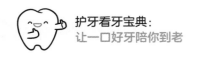

所示。

（1）检查牙齿是否洁净

要确保牙齿的洁净，否则怀孕后可能会因牙菌斑、牙结石过多而导致牙病问题的发生。最好是能洗一次牙，把口腔中的细菌去除掉，保护牙龈和牙齿。

（2）检查是否有牙龈炎、牙周病等，及时诊治

女性在孕期时，雌激素会迅速增加，免疫力低，牙龈中的血管会发生增生，血管的通透性增强，牙周组织变得更加敏感。原本不太严重的牙龈、牙周疾病等，会更加严重，导致牙齿松动、牙周肿胀等，易引发早产或导致新生儿低体重，所以应在孕前就消灭这些潜在的隐患。

（3）龋齿

孕期中，孕妈妈的雌激素增加，导致免疫力下降，口腔内的菌群容易失衡，导致原本不严重的龋齿迅速恶化，甚至发展为深龋或急性牙髓炎。牙齿剧痛还使孕妈妈坐立难安，但怀孕初期和晚期不能拔牙，所以有的孕妈妈只好选择流产。

根据研究表明，如果孕妈妈有龋齿，宝宝患龋齿的可能性也随之增加。所以，为了宝宝的牙齿健康，孕妈妈应在孕前补平龋洞或者治疗龋病。

（4）智齿

关于孕前是否要拔除智齿的问题，一直都存在争论。一般来说，智齿萌出位置异常、反复发炎、经常肿痛、有蛀孔的阻生智齿，是一定要拔除的。

建议备孕前就检查一下智齿，并根据牙医的建议作相应处理。智齿拔除7天后，就可以准备怀孕了。孕期一般不建议拔牙，如果不得不拔，也只能在孕期 4～6 月的时候，进行拔牙手术。

总之，如果女性之前并没有特别注重口腔的问题，备孕绝对是一个好时机。抓住这个好时机完成口腔疾病的防治，就可以尽量避免孕期出现口腔急症，孕期也会更加平缓顺利。

希望每个妈妈在怀孕前都到口腔门诊走一趟，排除掉口腔疾病的隐患。整个怀孕期间都开开心心、顺顺利利，生个健健康康的小宝贝。

7. 孕期最容易得哪些牙病

（1）妊娠期龈炎、龈瘤

其实，妊娠期龈炎就是牙龈炎的一种，除了是在孕期出现的以外，疾病的原因、治疗方式几乎是一样的。严重一些的龈炎可能会成为妊娠期牙龈瘤，就是牙龈肿成球状，看起来像一个瘤子，而且轻轻一碰就会出血不止，有时候还会出现肿痛。

长期慢性的牙周感染和炎症反应和早产关系密切。因为牙周的细菌可以通过牙周袋的溃疡面进入血液中，定植于胎盘，从而对胎儿造成影响。

另外，长期的慢性炎症也可以导致体内的炎症因子升高，进一步导致前列腺素的升高。要知道前列腺素是作为促进子宫收缩的催产素在产科使用的。因此，长期发炎没有治疗就会导致宫缩甚至早产。而早产的孩子多半体重偏低以及免疫力低下。

（2）龋齿、急性牙髓炎

口腔医生接诊孕妇，最多的口腔疾病是牙髓炎，引发因素就是龋齿没有及时治疗。龋齿是牙体组织破坏，但可能还没有发展到牙

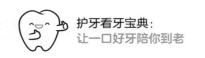
髓，而牙髓炎是牙体组织破坏已经到达牙髓的疾病，换句话说，龋齿恶化就成了牙髓炎。

（3）智齿冠周炎、间隙感染

要长出来但还没长出来的智齿是最容易发炎的，主要由于盲袋较深容易残留食物残渣，并且智齿位于口腔中最靠后的部位，再加上孕期的恶心，刷牙不容易清洁到位，智齿就很容易成为藏污纳垢之所，进而导致周围的牙龈发炎产生疼痛。

普通人智齿发炎都会疼得张不开嘴，对炎症反应异常敏感的孕妇，会产生更严重的红肿热痛。一般人遇到疼痛都不敢再伸进去仔细刷牙，因为太疼了碰都不敢碰，更别提刷牙和刷干净了，所以这样的炎症会逐渐积累，甚至出现间隙感染。

智齿发炎就是周围的牙龈出现了肿胀，当肿胀严重就会扩散到周围的潜在间隙中去，叫作间隙感染。

间隙感染不只是局部炎症的问题，更是一种可能危及生命的疾病！颌面部的很多间隙都是潜在相通的，感染不治疗任其发展，就会扩散到各个间隙，扩展到翼下颌间隙会出现张口受限；扩展到颊间隙会出现面部肿成包子的情况；扩展到口底或咽旁间隙会出现口底和气道周围的肿胀，甚至有窒息的风险。更别提这么重的感染，可能导致的全身的败血症。

8. 孕产妇怎么清洁牙齿，预防口腔疾病

（1）要想彻底清洁牙齿，首先要选择合适的牙具，孕妈妈需要选择特殊的牙具。最好选择刷头较小、刷毛柔软、刷柄易握的牙刷，并每一两个月更换一次。

每天应至少刷牙两次，使用小一点的软毛牙刷，顺着牙缝刷干净牙齿的每一个面，减少细菌残留。

需要提醒的一点，孕妈妈在刷牙的时候，动作要轻柔。因为此时孕妈妈容易恶心、呕吐，用力刷牙会产生很多泡沫，让孕妈妈更容易受到刺激；另一方面，孕妈妈的牙周组织在此时比较脆弱，如果用力过猛，可能会导致牙龈出血、损伤等，反而更容易感染细菌，诱发牙齿问题。

（2）选择能有效抑菌的牙膏，但应慎重选用药物牙膏，最好咨询专业的牙医。

（3）孕妈妈也可以使用牙线，但要注意控制力度，不要伤害到牙龈，如果牙线使用不习惯，推荐用冲牙器。

（4）保证正常、均衡的饮食，多吃米饭、蔬果、鱼类等富含钙质、微量元素和维生素的食物，不要过于偏嗜某种食物少吃甜食和黏性食物，以免滋生细菌。

（5）补充钙剂和叶酸等营养素，应在准备怀孕前3个月就开始补充。

9. 哪些孕期的做法是错误的呢

（1）在没有医生指导的情况下滥用药物，如滥用止痛药、镇静剂、抗生素等，需要警惕的是，怀孕中使用四环素类药物，会造成胎儿以后的牙齿变黄。

（2）随意照射X线。牙科检查的放射线一般剂量比较小，基本上在安全范围内。但孕妈妈也不能随意做X线检查，如果要做，也要保护好下腹部，穿上防护服。

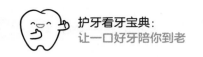
（3）偏食、挑食，不注意粗细粮的搭配，不爱吃水果或蔬菜。

总之，孕妈妈要充分相信，只要保持饮食均衡、心境平和，坚持正确的护齿习惯，就能保护好自己的牙齿不受伤害，并且也能保护宝宝不受牵连。

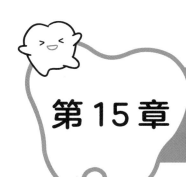

第15章 牙齿美白

⭐ 引言

关于牙齿美白，大家首先要有一种意识，即美白的效果与牙齿的损伤一般来说是呈正相关的。尤其是那种美白效果极其显著而且维持色泽不反弹的美白方法，一般都要以牺牲一部分牙体组织为代价。选择牙美白，就要在美白获得的收益与牙体组织的损伤之间权衡利弊。

📖 故事

24岁的小蔡，是严重的四环素牙患者，她来就诊时讲述自己的经历，可以这么说，女孩子在牙美白过程中进过的坑，她一个人都包全了。

由于四环素牙影响美观，三年前小蔡就开始了各种牙美白尝试。只要网络上或朋友圈里有看到的方法，她都会尝试，先后用过四五种美白牙膏，还有美白牙贴，牙粉，美牙仪，基本上都没啥效果，直到有一天看到**"5D浮雕美白牙"**广告，连忙去美容院做了全口上下12颗浮雕牙，这次是真的变白了。

然而，半年不到，小蔡的口腔开始出现各种不适，有两颗浮雕牙出现了黑色龋洞，遇到冷刺激就敏感，一颗牙贴的材料崩裂了一

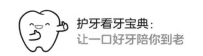
片，舌舐着有异样感。更为严重的是，全口牙龈一直是肿胀的，稍微一碰就出血，口臭非常明显。所有这些问题，美容院都无法解决，只是让她吃消炎药和维生素 C 来缓解。因为小时候有过拔乳牙的疼痛经历，所以她一直不敢去牙科检查，就一直拖着，一拖就是两年。

这次她实在忍受不了长期牙龈出血和口臭的毛病，在网上查找了很久来医院找到我，要求检查一下牙齿。检查完发现，全口牙龈充血肿胀，浮雕树脂连成一片状堵塞了牙缝，多颗牙龋坏。沟通了很久，决定拆除浮雕树脂，这次拆除非常艰辛，我头戴放大镜一点点磨除，尽量完好保存牙体组织，花了几个小时，拆完以后，看到她的牙釉质有缺损，没法恢复，只能考虑瓷贴面修复，龋坏区域还要做充填。沟通了修复方式和价格，小蔡表示先考虑一下，然后就没有再来了。她的牙齿最终宿命不得而知，但有一点可以肯定，对于这种有缺陷的二次修复病例，如果她没有找到非常专业的牙医，或者再次"误入歧途"，长期结局基本可以预料，一个字，惨！

💡 科普

1. 牙齿不白的原因有哪些？自己怎么判断是什么原因导致的牙黄

牙齿颜色不够亮白，有很多原因。

（1）外源性

第一，长期食用一些颜色较重的食物和饮料，导致牙齿表面着色。如大量酱油烹制的菜和肉、槟榔，或可乐、咖啡、茶这些颜色较重的饮品，深色色素沉淀在牙齿上，就会让牙齿表面染上黄褐色甚至黑褐色，影响美观。长期服用氯己定或用高锰酸钾溶液漱口等，以及长期吸烟，也会造成牙齿着色。

第二，口腔卫生习惯差，也会导致牙齿发黄。如果牙齿长期刷不干净又不洗牙，牙面逐渐堆积大量的菌斑软垢和食物残渣，就会产生暗黄色的牙结石，覆盖在牙齿表面，遮住本来的颜色。

第三，环境作用。在工作或者生活中，长期接触某些元素，会导致牙齿变色。如铁、硫含量高的物质会让牙齿呈现褐色，铜、铬、镍含量高的物质会让牙齿呈现暗绿色。

（2）内源性

第一，牙齿发育的原因，也即发育性的牙齿变色。如果牙齿在发育期间，接触了过量的氟化物，比如某些地区饮水或饮食中含氟过量，那么牙齿表面，会形成黄白相间的不均匀斑块，也就是"氟斑牙"。

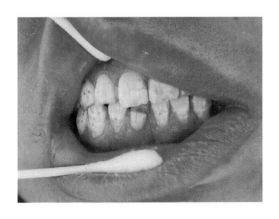

同样，在牙齿发育期间，若服用了过多的四环素类药物，或者

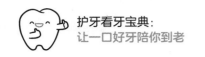

长期使用一些药物牙膏等，也可能导致牙冠变得灰暗或者呈现黄褐色，形成"四环素牙"。

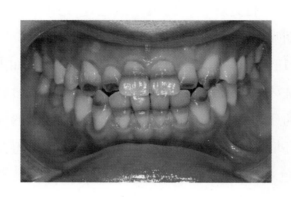

第二，牙髓受到损伤。

当牙齿受到外伤引起牙髓炎症，牙髓组织就会坏死、发黑，导致牙齿由内而外地变色发暗，呈暗褐色，并且越来越严重。即使做了根管治疗控制了炎症，但牙髓组织不可再生，牙齿后期也会因营养缺乏而色泽变暗。

第三，龋病本身也会导致牙体组织色泽变化。

第四，牙齿的增龄性改变。随着年龄增长，牙釉质慢慢磨损变薄，里面牙本质淡黄色渐渐突出，就显得牙齿发黄。

2. 为什么我明明每天刷牙，牙齿还是黄黄的、脏脏的？感觉很不体面……

首先要纠正一个错误观念，大部分人被广告"教育"过，觉得似乎牙齿白才是正常的。殊不知，牙齿正常的颜色就是淡黄色，而非商家鼓吹、明星追捧的绝对白色。

其次，排除正常的牙齿淡黄色，如果你有牙齿黄的困扰，要考虑是外源性，还是内源性的因素。究竟是牙齿外部着色，还是牙齿内部有病变，导致黄牙的出现。

最后，很多人觉得，我刷了牙，牙齿就应该是白的。为什么同样早晚刷牙，有的人牙齿健康亮白，而有的人却是黄色的？

这就要说到牙齿清洁的问题。很好理解，你洗衣服也是洗，洗衣机也是洗，谁洗得干净呢？

同样的，刷牙不等于刷干净了牙，也不等于刷白了牙。当你排除了其他因素（也即上述提到的外源性、内源性因素），就要考虑，是不是自己的刷牙时间、方法有问题，导致牙齿没刷干净？

3. 羡慕明星一张嘴就是大白牙？其实，这是个巨大的陷阱

为什么我说这是个陷阱呢？

因为明星的示范效应、商家的宣传，让许多人误以为，牙齿越白越好。实际上，我们的牙齿，正常看起来就是微微发黄的，且一般是淡黄色。明星们的白牙很多都是做过漂白或贴面，有些甚至是过度美白，以牺牲一部分牙体健康换来的，这些方式并不适用于所有人群。

由于宣传的原因，健康正常的淡黄色牙，反倒成了"错"。更糟糕的是，许多人盲目追求牙齿的白，花了大量金钱和时间去美容院做牙齿美白，买牙贴、牙粉，换各种五花八门名目的美白牙膏，最后反倒把自己的牙齿折腾得极度敏感、脆弱。

正常的牙齿，看起来应该是微微发黄的。如果没有疼痛、出血

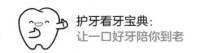
等其他症状，这样的牙齿不能算作病态，是一种正常现象。

4. 为什么有些人牙齿看起来很白，却毫无光泽、像是惨白？这是怎么回事

要解释这个问题，先要说到我们的牙齿结构。

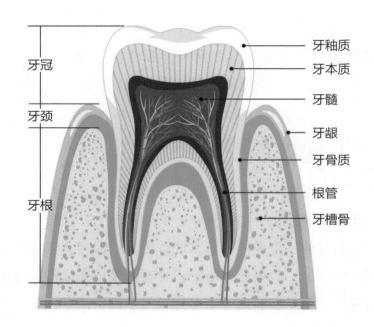

牙齿最外面，是牙冠，它分两部分：表面部分，是坚硬的牙釉质；内核部分，是淡黄色的牙本质，稍软些，内有微管样结构（学名：牙本质小管），与牙髓（俗称"牙神经"）相通。

通俗点讲，可以把牙齿理解成两层纸——外层，叫牙釉质，呈透明状；在牙釉质下面，还有一层淡色的物质，叫牙本质，可以透过透明的牙釉质，显现出来。

而我们的牙齿发黄，和牙釉质的钙化程度有直接关系。牙釉质钙化程度越高，就越透明，那么，牙本质的淡黄色，就很容易透过牙釉质显现出来，牙齿看起来就是淡淡的黄色。

反之，有些人的牙齿看起来惨白惨白的，没有光泽，是因为牙釉质钙化程度低，不太透明，但是很厚，就可以遮住牙本质的色泽。

不过，有一些色泽明显发黄的牙齿是不正常的。比如牙齿色泽为暗黄色，并且明显有小硬块黏附在牙齿上，这可能是牙结石过多，而导致的牙齿变色。

如果你对自己的牙齿色泽有疑问，可以到医院做一下检查。

5. 孩子新长的恒牙，为什么是黄黄的，是不是不健康

这个问题，我在第三个问题中提到过，牙釉质越健康，越透明，牙齿看起来就是黄黄的。

相对于乳牙而言，恒牙的牙釉质发展得比较好，透光率高，所以从外面能透出内层牙本质的黄色。

而乳牙的牙釉质发育还不完全，透光率也较差，牙本质的淡黄色被遮挡，所以就显得"白"一些。

所以，新长出的恒牙看着显得比乳牙黄，但更有光泽。这是孩子牙齿发育更加完善的标志。

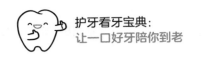
6. 怎么根据自己牙黄的原因，并对症下药，尽快有一口好看的大白牙

了解了让牙齿发黄的这几种原因后，接下来就是大部分人最关心的问题了——怎么让我的牙更亮白呢？

按照上面的分析，对应的解决办法如下。

（1）若是发育所致的轻微牙齿变色，可以采用牙齿美白的办法加以改善。

牙科医生一般会提供冷光美白治疗服务，这种技术是最常用的牙齿美白治疗技术，最可靠而且风险可控。近些年更进一步完善发展为药物美白，把光敏催化剂改为化学催化剂，美白原理差不多。

超市里有一些美白牙贴产品也可以帮助牙齿达到美白的效果，需要使用 2 周左右的时间才能改变牙齿颜色。如果不能坚持佩戴，就可能半途而废。而且这些产品质量参差不齐，能达到的效果因人而异。最关键问题是，网络上展示的美白牙贴的效果基本上是夸张虚假的图片，误导了很多爱美之人。

冷光（药物）美白和美白牙贴两种美白方法的原理是一样的，即采用过氧化物在牙齿表面和内部产生氧化还原反应，将牙齿内部的色素分解破坏掉，从而达到牙齿更亮白的效果。

当然，美白这种治疗形式，只是对于相对轻微的牙齿变色具有很好的效果。

（2）对于严重的牙齿变色，则只能由专业的口腔医生进行修复治疗，通过做冠或贴面等修复方法，来给牙齿穿上洁白的外衣。

（3）对于外源性牙齿着色，或口腔卫生差导致的牙齿不白，则要先进行彻底的牙齿洁治、抛光，必要时还要进行喷砂处理，让牙齿表面恢复清洁干净、恢复牙齿原来的光泽度,之后才可以判断是否需要进行牙齿美白治疗。

7. 牙膏广告里宣传的"美白因子"到底是什么东西?真能美白吗

如果某牙膏品牌要拿"美白"作为特色营销,就必须添加与众不同的所谓"美白因子",有哪些因子呢?

以前,市场上主流的美白牙膏采用的美白因子可分为物理因子、化学因子、视觉因子三类。

(1)物理因子

牙膏中添加大量的物理摩擦剂特别是大颗粒型,加强牙膏与牙齿表面的摩擦,从而蹭除牙齿表面的色渍。

坦率来说,这类牙膏在摩擦剂的添加上很难把握。添加太少则没有效果,添加太多则会磨损牙釉质,牙釉质一旦磨损,就永远无法修复。

更何况,大量的黄牙患者并不是色渍沉着,而是牙本质过黄,此类牙膏对此毫无效果可言。

(2)化学因子

在牙膏中添加过氧化物漂白剂,最常见的是过氧化氢,添加一定浓度的过氧化氢以求达到美白效果。牙膏这种载体添加的过氧化物浓度有限,漂白效果也非常有限。

(3)视觉因子

利用颜色互补原理,使视觉效果产生差异。牙膏膏体呈天蓝色,因为天蓝色跟黄色这两种颜色混合起来,就会产生白色的效

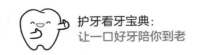

果。牙膏的微颗粒附着在黄色牙齿表面，让人产生牙齿变白的错觉，但是牙齿依旧还是黄色的。

美白牙膏多半就是依靠上述三种美白因子或者混搭，美白效果因人而异，对一部分外源性着色牙可能有效，客观上讲，效果非常有限，很多只是一个营销噱头。

美白牙膏可能会刺激牙龈，一般不会造成不可逆的伤害，所以不用太担心，但是不建议长期使用。如果真的需要用，就和化学成分含量少的牙膏交替使用。另外，美白牙膏的美白效果非常有限，而各种宣传广告中的美白效果却过于夸张，尤其是那些使用前后的对比图片，网络上铺天盖地，同样误导了很多爱美之人。

8. 听说有个叫益生菌美白牙膏的东西，有用吗

最近，"益生菌美白牙膏"横空出世，在网络平台上迅速蔓延，各种品牌的益生菌美白牙膏伴随各路明星的推荐，蔚为壮观。

"益生菌"作为商业推广最受青睐的种族，渐渐成为包治百病的产品，它的特点就是各种应用似乎都能找到理论上的依据，但是又都被无限放大。

在口腔医学上，益生菌在牙周炎治疗中的作用也并非空穴来风，在牙周炎早期辅助治疗中取得一定效果，循证证据也存在。但仅限于辅助性治疗，没有美白牙齿的作用，而且参与研究的样本量不大。

但某些商家在牙膏广告中，误导民众放弃洁牙刮治等牙周治疗，以省钱为诱饵，直接宣称益生菌美白牙膏对牙龈出血、牙龈退缩、牙周炎牙齿松动的根治性疗效，这是任何牙医都无法容忍的虚假宣传！

9. 冷光美白是什么，做完要注意些什么？之后牙齿还会变黄吗

冷光美白依靠的是冷光吗？其精髓并不是冷光，而在于高浓度的过氧化物组成的美白剂。再配合其他特殊美白成分，涂在牙齿上，通过冷光美白仪照射催化达到美白牙齿的效果。

高浓度的过氧化物有很强的氧化和漂白能力。我们平时洗衣服用的漂白水里面，就含有过氧化物。与牙齿接触的同时可以和牙齿内部的色素接触，发生氧化还原反应，分解色素，最终将牙齿变白。

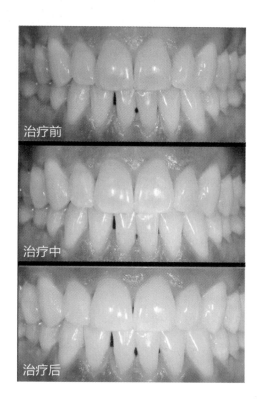

治疗前

治疗中

治疗后

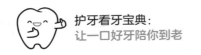
而冷光就是一种特定波长的蓝光，发光的时候几乎不产热，被称为冷光。

这种特定波长的蓝光，可以激发过氧化物，产生漂白成分，加速漂白的过程。因此冷光只是冷光美白的辅助光源，核心还是在于强氧化剂。现在已经有很多美白产品不需要冷光参与，只用药物美白，同样能起到美白的效果。以下是药物美白的前后对比实例。

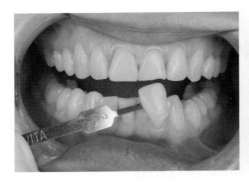
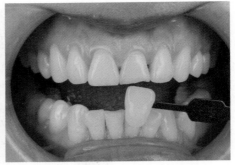

做完冷光或药物美白后，可别以为万事大吉了。要是做完不注意保持，很快就会反弹。

牙齿美白后 48 小时内，不要食用太冷或太热的食物，以免激发牙齿敏感。

在治疗后一到两周内，不要进食一些容易让牙齿染色的食物或饮料，如石榴、桑椹等有色浆果，或咖啡、碳酸饮料等。另外，也不要咀嚼槟榔或吸烟。

冷光美白效果想要长期维持，还需要注意保持口腔的清洁卫生。如果不重视，那么牙齿变色迟早还是会发生的。就和染发是类似的道理。

10. 美白后医生会提醒几天内不要进食咖啡、酱油、茶等，以免着色，这是为什么呢？为什么头几天不能吃，一段时间后又可以吃了呢

美白后确实在两周内要尽量少吃色素重的食物，因为刚刚美白完以后牙釉质的孔隙都是开放的，里面有氧，美白之后这些氧要在牙齿里面至少存两周，氧存在的地方其实就是空气占有的地方，色素就比较容易沉着。等到氧释放结束以后就开始水化，釉质空隙就被水占据，色素的沉着就不是那么明显了。

11. 冷光美白对什么样的牙齿发黄都有用吗？做完之后，牙齿还会变黄吗

需要注意的是，冷光美白不是改善牙齿发黄的万金油。

它只对轻、中度的牙齿变色具有良好效果，如果变色严重，或者牙齿上有烟渍、茶渍等着色无法去除，或者牙龈严重退缩导致牙根暴露觉得美白的过程过于刺激而无法耐受……

这些情况都不适合进行美白治疗。

所以，冷光美白不是万能的，在治疗之前，要先咨询专业的口腔医生，根据可以达到的效果做选择。

而且就算你做了冷光美白之后，牙齿变白了，也按照我刚才说的方法好好保养了，美白效果大概也只能持续一到两年，因人而异。

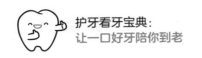

12. 做牙齿美白会有酸痛感吗？据说会导致牙齿敏感

冷光美白或药物美白，治疗过程几乎没有痛苦，对牙齿也几乎没有伤害，是一种相对安全的治疗方法。

对一些比较敏感的牙齿，在治疗后可能会出现酸痛，但在 24 小时内会自行消失，程度较重者，可以使用抗敏感牙膏来舒缓不适。

但每个人的体质不同，感觉也因人而异。

有些患者的牙齿天生比较敏感，有的患者牙齿就特别敏感，在做牙齿美白时会酸痛到流眼泪，甚至当天晚上疼得无法睡觉。

此外，频繁做冷光美白，还有可能导致牙齿酸痛、敏感。

如果是数年做一次冷光美白，当我们把做完冷光美白之后的牙齿，拿去做切片，在显微镜下它的构造，和没有做冷光美白的原齿，并没有实质上的差别。

但如果隔几个月就做一次，牙釉质可能会变质、变软，或容易被刷耗磨损，所以就容易敏感、有蛀牙。

其实这有点类似喝碳酸饮料，如果你经常喝会伤牙齿，但是如果你很久才喝一次，基本上就不会伤牙齿。

你可以去做冷光美白，让你的牙齿更亮白。但是你要懂得做完美白之后把牙齿、牙龈刷干净，要使用含氟的牙膏，增强牙齿的钙化。有条件的话还可以去涂氟，术后涂氟还能加速酸痛感的消失。

总之，美白前必须经过专业医生的检查，排查牙体及牙周问题，否则会加重牙齿疾病，导致敏感疼痛甚至牙齿损伤。此外，美白过程中牙敏感程度因人而异，如果超过耐受，医生会根据情况给予合适的脱敏手段缓解症状。

13. 什么人不建议做冷光美白

存在敏感、隐裂、楔状缺损、蛀牙、牙龈炎、牙周炎的牙齿，以及年轻恒牙，不建议做冷光美白。

牙釉质是人体最坚硬的组织，除了不能抵抗酸之外，对其他物质的抵抗能力很强。

强氧化剂不会损伤牙釉质，但是过氧化物有轻微的弱酸性，所以美白之后可能会有轻微牙齿敏感的不适症状，一般会随着时间逐渐消退，不会造成永久损伤。

但如果牙齿本来就敏感，或牙齿存在隐裂纹的情况下，敏感性可能会格外明显，甚至在美白过程中出现疼痛难忍的症状。故不建议做。

14. 现在也有居家美白，这个靠谱儿吗

居家美白，就是患者到牙医诊所定制上下两个牙托，将美白剂挤在牙托里，睡前佩戴，次日早上卸下，美白剂会在牙齿上停留七八个小时，通过时间加药剂，牙齿会慢慢变白。

什么情况下做居家美白比较好呢？患者做完冷光美白后，按照牙医的具体要求和指导，再做 7～10 天居家美白，牙齿就会更白了。

但是，不要自己试图通过"美牙仪"来美白，这类产品质量良莠不齐，没有专业牙医的具体评估，尤其是适应证选择和产品参数不适，往往会造成对牙齿的伤害。

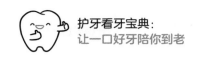

15. 明星的牙齿为什么白到发光，据说他们做了瓷贴面，瓷贴面是什么

什么是瓷贴面修复呢？

简单来说，就是用颜色更白的瓷片修复体，粘接在牙齿的表面，使牙齿显示瓷片的颜色。

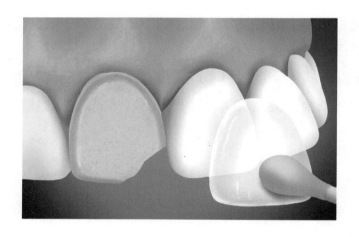

贴面是如何固定在我们的牙上，来改善美观的呢？

举个通俗的例子，这就跟平时家里装修"贴瓷砖"很像。贴瓷砖时，首先要将毛坯墙面凿毛，而贴面修复之前，一般会磨掉一薄层牙齿。

接着，清理干净灰尘碎渣，在墙面铺上水泥浆。同样，口腔科医生会在牙表面涂粘接剂，同时在瓷砖/贴面内表面抹上粘接剂，将瓷砖/贴面固定在墙面上/牙面上，压实，对位。

最后清除多余水泥/粘接剂，就大功告成了。

贴面能同时改善牙齿的形态、颜色和排列，美观性强，颜色稳定，如果想同时改善牙齿的形态及颜色，并且美观要求较高，希望美白持续时间长效果更好，贴面是个不错的选择，当然费用也会更高一些。

看起来跟贴砖差不多，实际操作起来却是天壤之别，很多牙医也并不了解瓷贴面技术。此外，专业和非专业牙医，做瓷贴面达到的效果差异极大。

16. 牙贴面会对牙齿造成损伤吗？我怎么判断自己可不可以做贴面

贴面修复是一种微创的治疗方式，过程中需要磨除掉一部分牙体组织。相比于传统的烤瓷冠修复磨除一圈，贴面只需要磨除牙齿唇侧表面很薄的一层，是比较微创的牙体修复方法。

但需要注意的是，贴面修复的难度比较高，和医生备牙技术、技师的制作技术、材料本身的光学力学特性都有很重要的关系，因此单颗牙贴面价格不菲。

我仍然建议，牙齿美白，首先考虑无创的方式，如果效果不行再考虑贴面修复这种微创的方式。如果选择贴面修复，千万要找靠谱儿的医生。

再次强调，这个问题非常专业，对于患者来说根本无法自己判断可不可以做贴面，务必要找专业的医生和机构咨询。

17. 在进行贴面修复前，我要做哪些准备

规范的治疗，是建立在健康基础之上的。

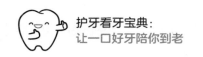
护牙看牙宝典：
让一口好牙陪你到老

除了确保血压、血糖、凝血功能、心脏功能等全身健康指标合格，口腔内的健康也非常重要。

口腔内健康主要包括没有黏膜疾病、牙周病、咬合关节病，要做美学修复的牙齿没有明显的牙体问题（主要是没有蛀牙），这些都是需要在进行美学修复之前解决的。

否则，任何被忽视的细节都可能为将来的美学修复埋下隐患。

所以，如果医生建议你在美牙修复前进行补牙、洗牙等治疗，千万别嫌麻烦，这是在为你的美牙大厦打地基。反倒是在你还有牙痛、牙龈出血的时候，大夫不停地建议"美学修复"，那么你就要多一个心眼了。

18. 如果我牙齿不齐，可以做贴面吗

轻度不齐或者牙齿较稀疏是可以通过贴面改善，当然，具体需要医生检查以后判断。

比较严重的牙列不齐，首先需要正畸治疗，排齐牙齿，再考虑贴面修复。一来，牙齿里出外进的情况下没法进行贴面修复。二来，做出来的牙齿形状不好看。

牙齿邻接关系不良不但会给贴面修复带来困难，还会降低牙齿清洁效率，最终导致贴面修复的脱落。再者说，一口不齐的大白牙的吸引力，可是比一口整齐的大白牙差多了。

19. 我做了牙贴面，这个结实吗？会不会很容易掉？能用几年

还是拿瓷砖做比喻，薄薄的瓷砖在粘到墙上之前是很脆弱的，需要小心搬运，但一旦瓷砖（贴面）依靠水泥（牙科粘接剂）牢牢地粘到了墙上（牙齿上），那么瓷砖（贴面）就和墙壁（牙体组织）形成了一个整体，它的抗断裂能力被大大增强，即使我们用力用拳头捶，也不会有破碎的问题。

有学者研究过 191 例瓷贴面 10 年以上的完好率可达 91%。这说明瓷贴面是可以满足临床长期使用需要的。

所以只要调好咬合、选的材料好，找到非常专业的美学修复专科牙医制作，牙齿和贴片还是有可能用到老的。

20. 做完贴面，我要注意什么？做好了就一劳永逸，当正常牙齿使用就行了吗

第一，不管做了哪种修复，吃东西都要注意。

不管是贴面还是牙冠，都是义齿，也就是俗称的假牙，它和我们的真牙还是有差别的。

虽然牙医在"造假"过程中，会尽量使这个"假"逼真且结实，但假毕竟不能成真。

贴面也好，牙冠也罢，都需要正确地使用，细心地维护。

所以，过硬、过韧的食物，像榛子、松子这一类的坚果，还有螃蟹、小龙虾这一类的海鲜和不好咬断的肉类和蔬菜，千万不要勉强用牙冠或者贴面去硬咬或撕扯，这很可能让它们不堪重负，早日

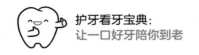
离你而去。

第二，每日保持口腔卫生，养成早晚刷牙、牙缝清洁（用牙线或冲牙器）的习惯，且要定期到医院检查维护，出现问题及时处理。

要像定期车辆保养一样，给牙齿做检查，千万不要有一劳永逸的想法。

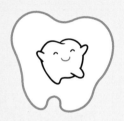

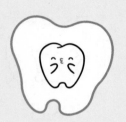